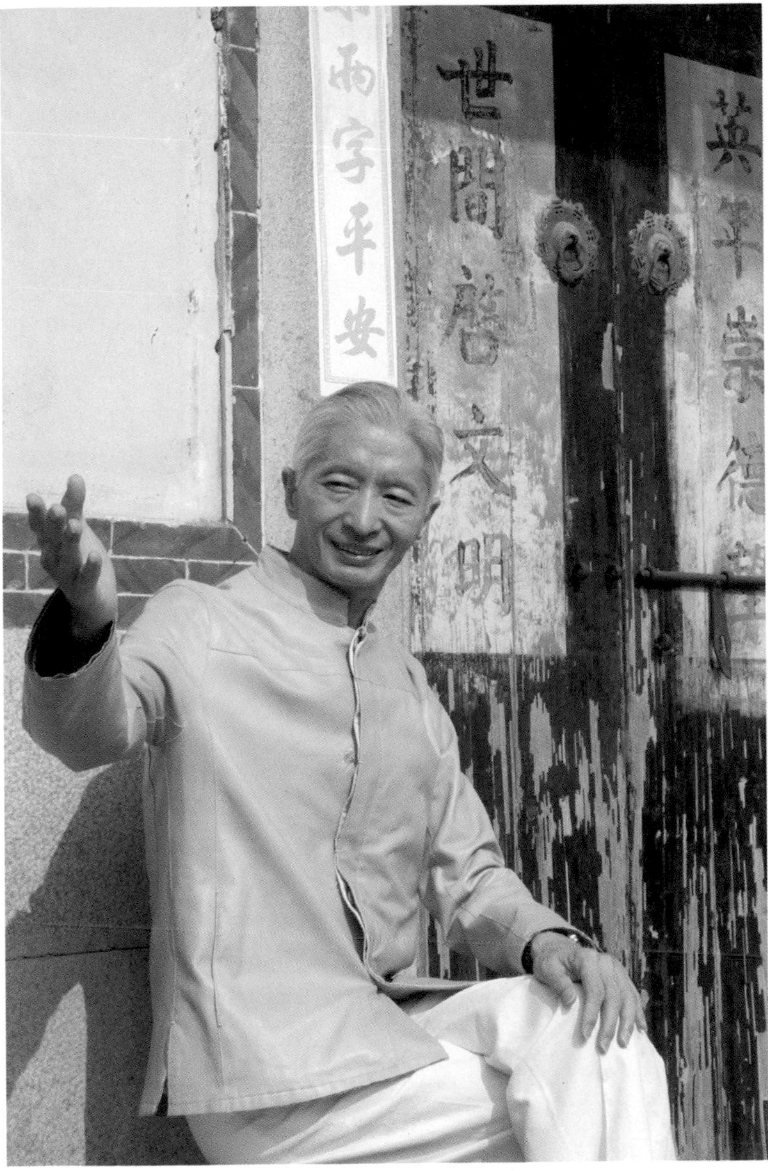

為己只能一時，為眾終能長久。

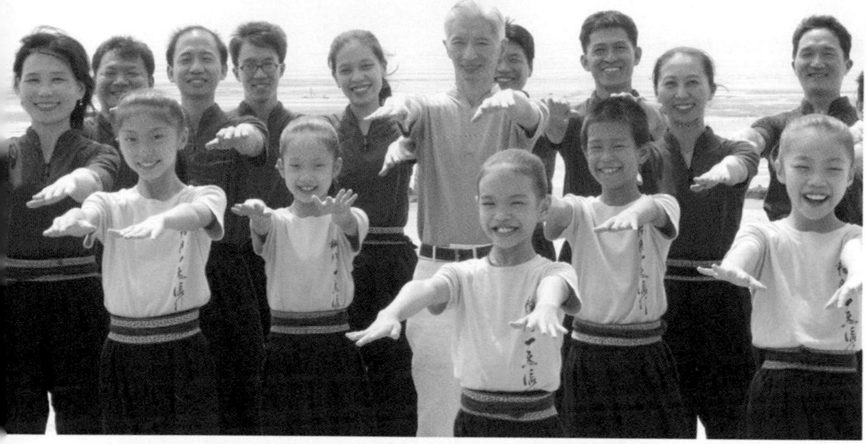

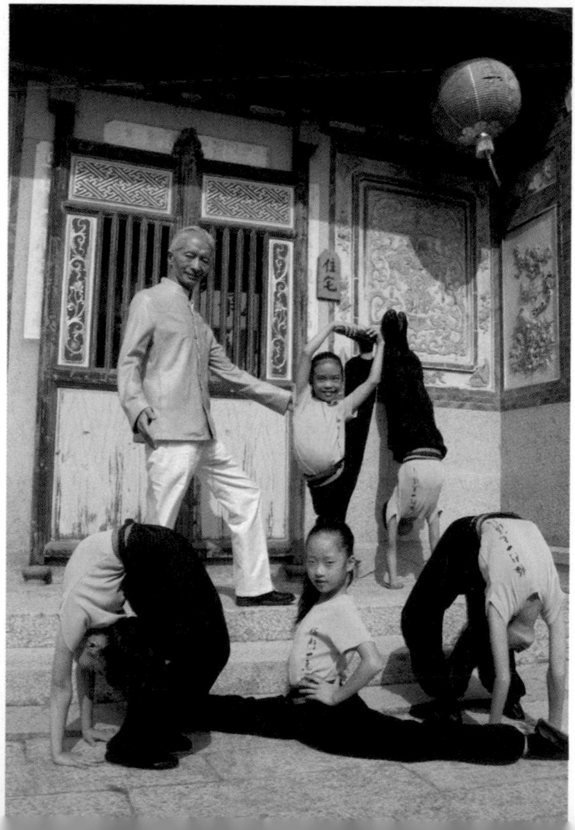

汰舊換新，去蕪存菁，
而後萬象更新。

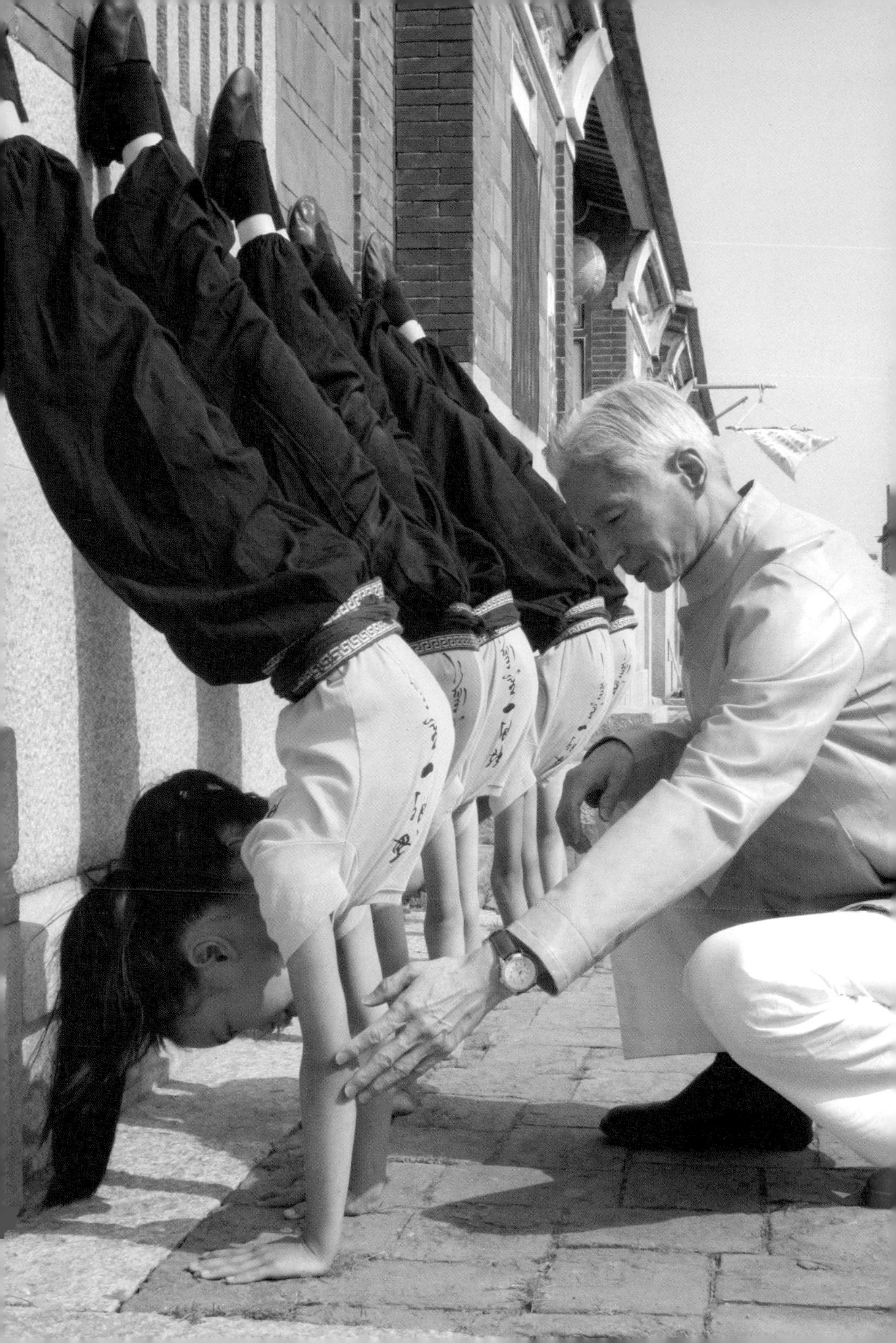

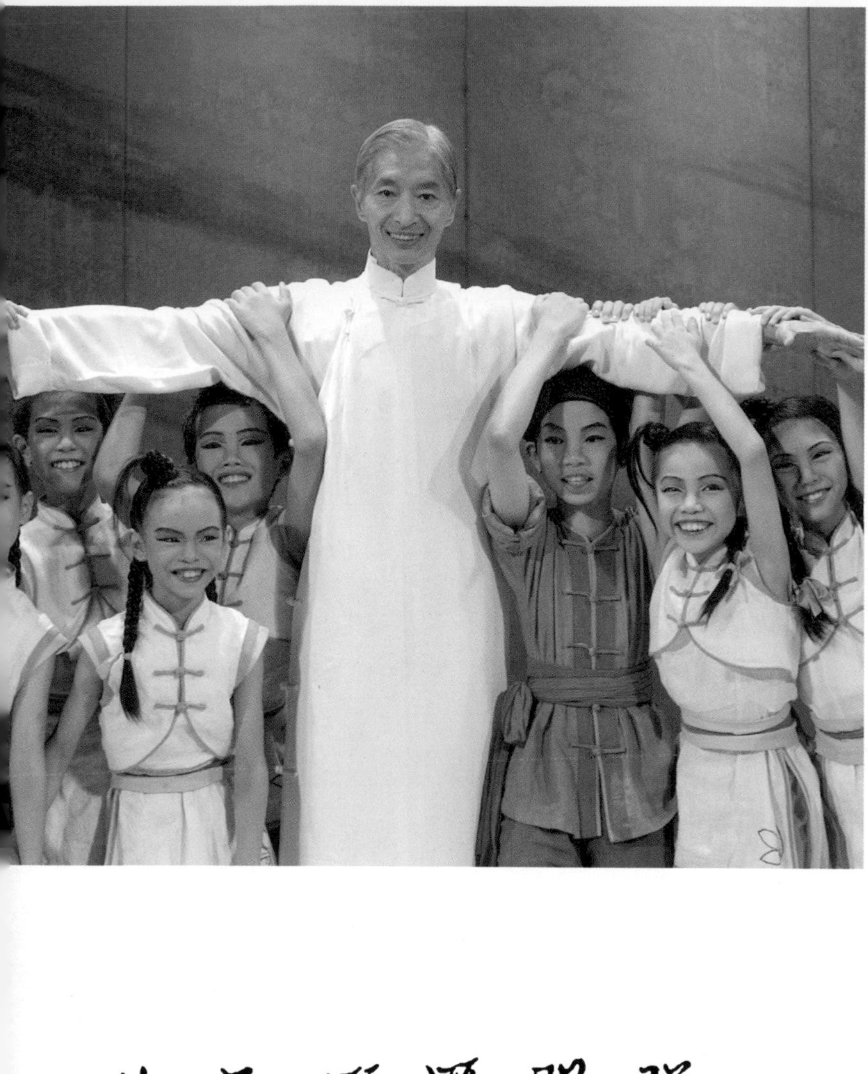

外在灑灑脫脫，
內在一片赤誠。

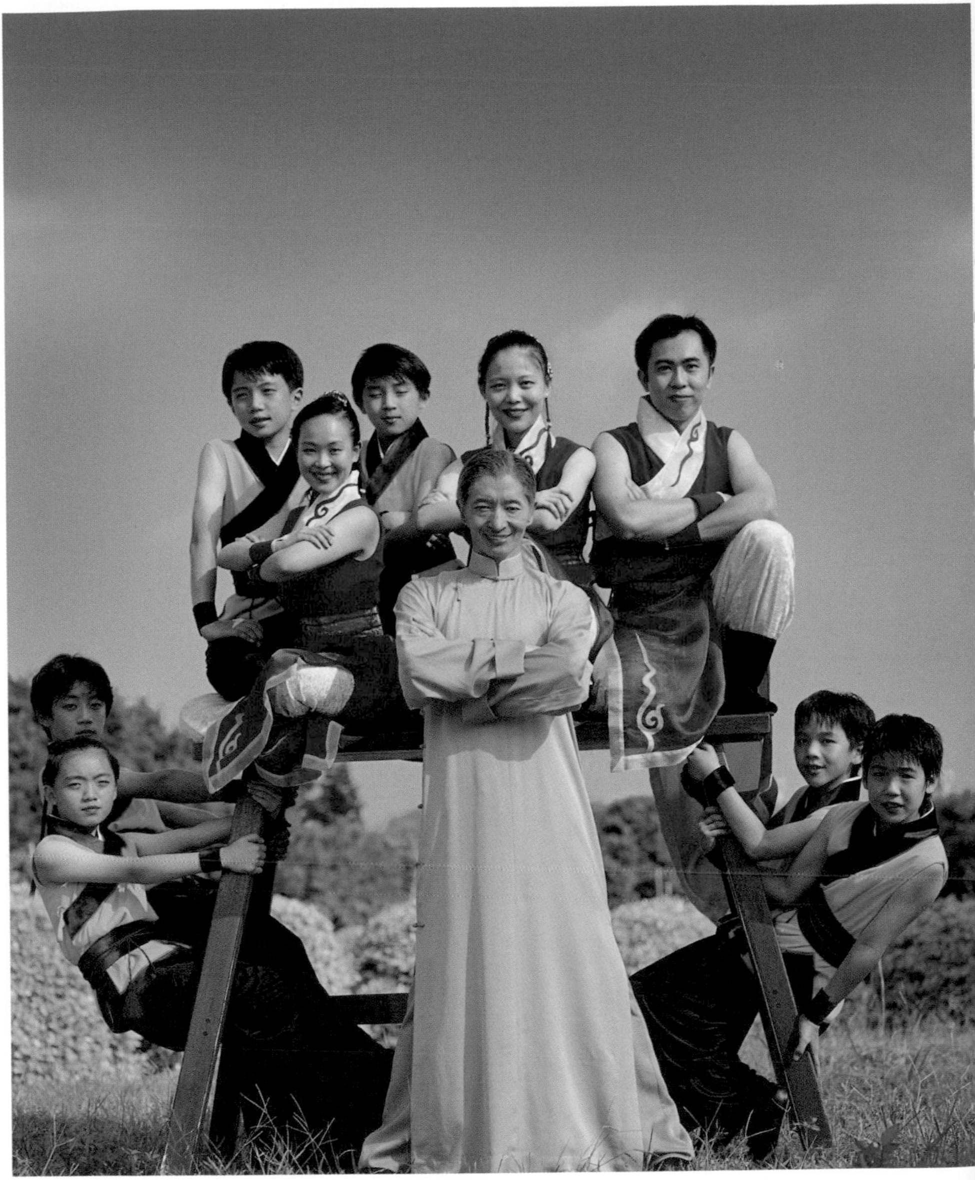

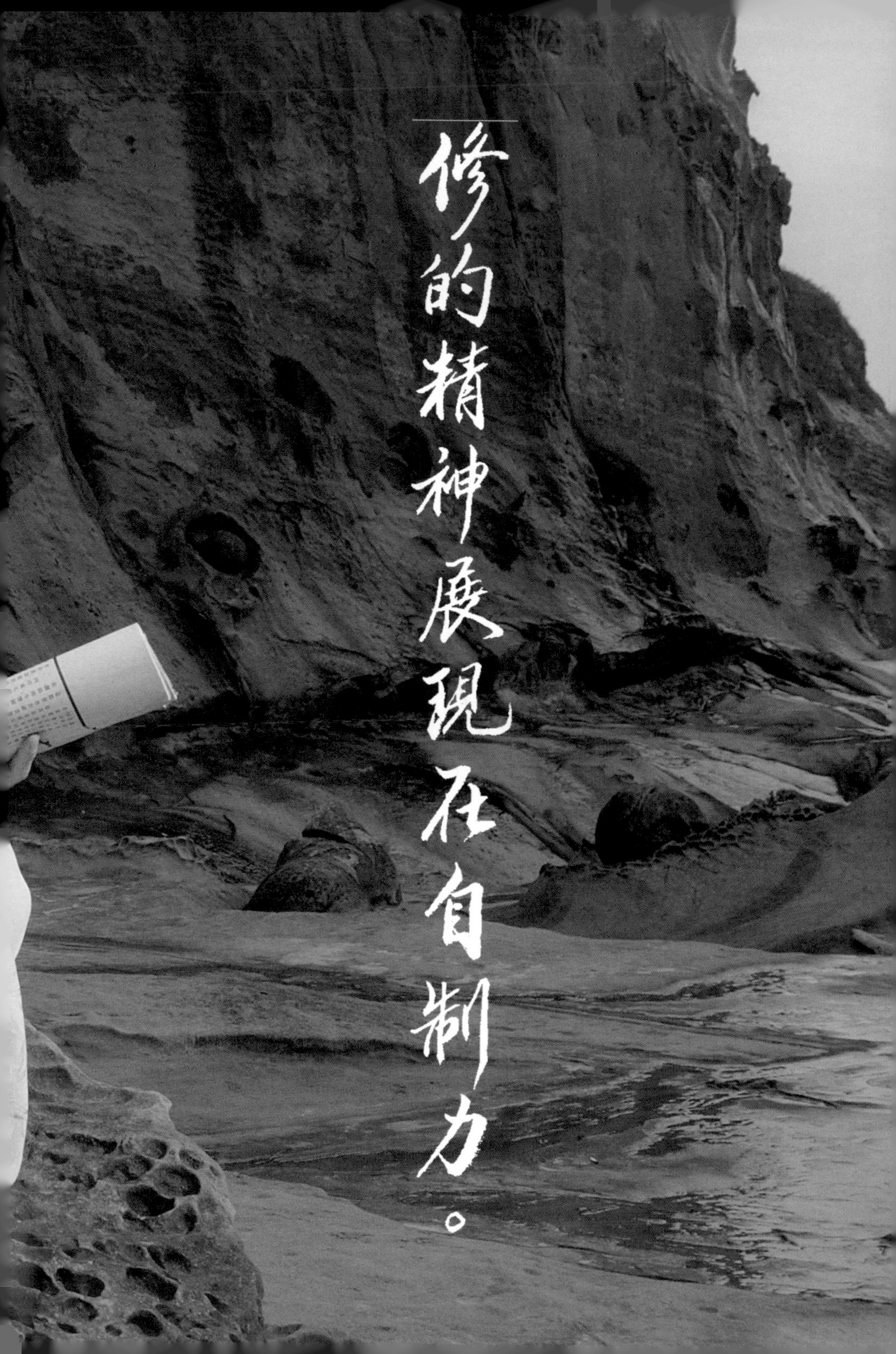
修的精神展現在自制力。

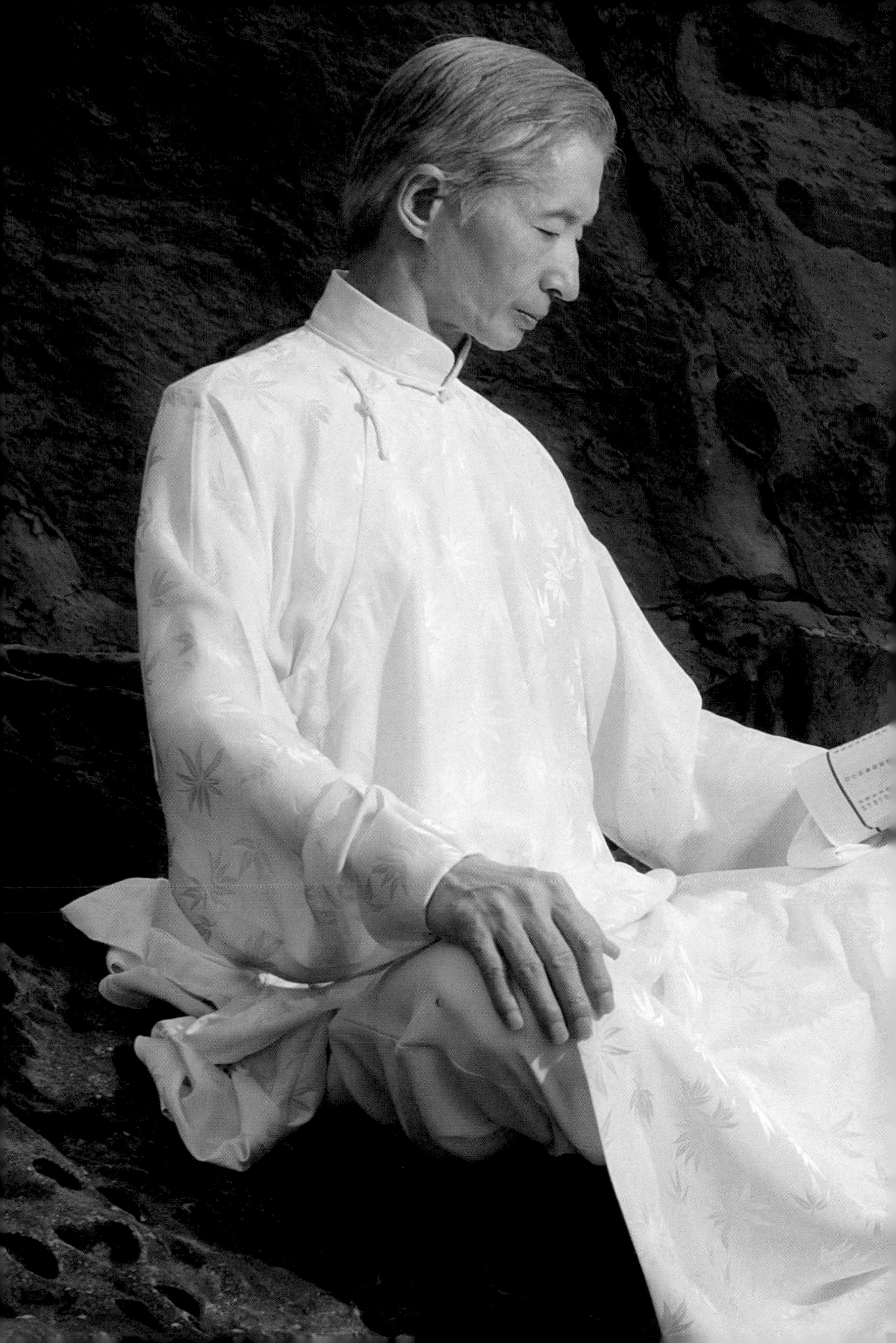

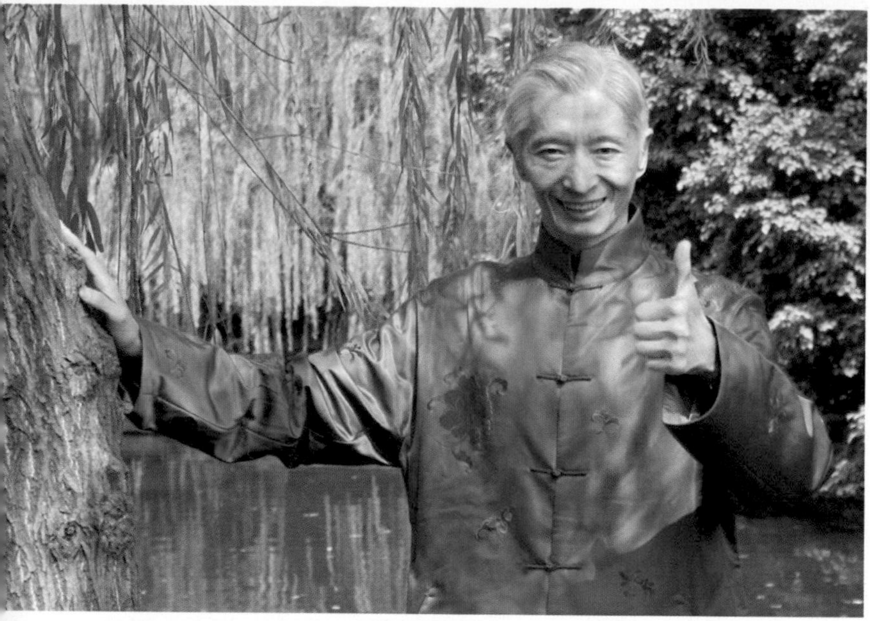

愈趨於圓融並非圓滑，
愈趨於老練並非老化。

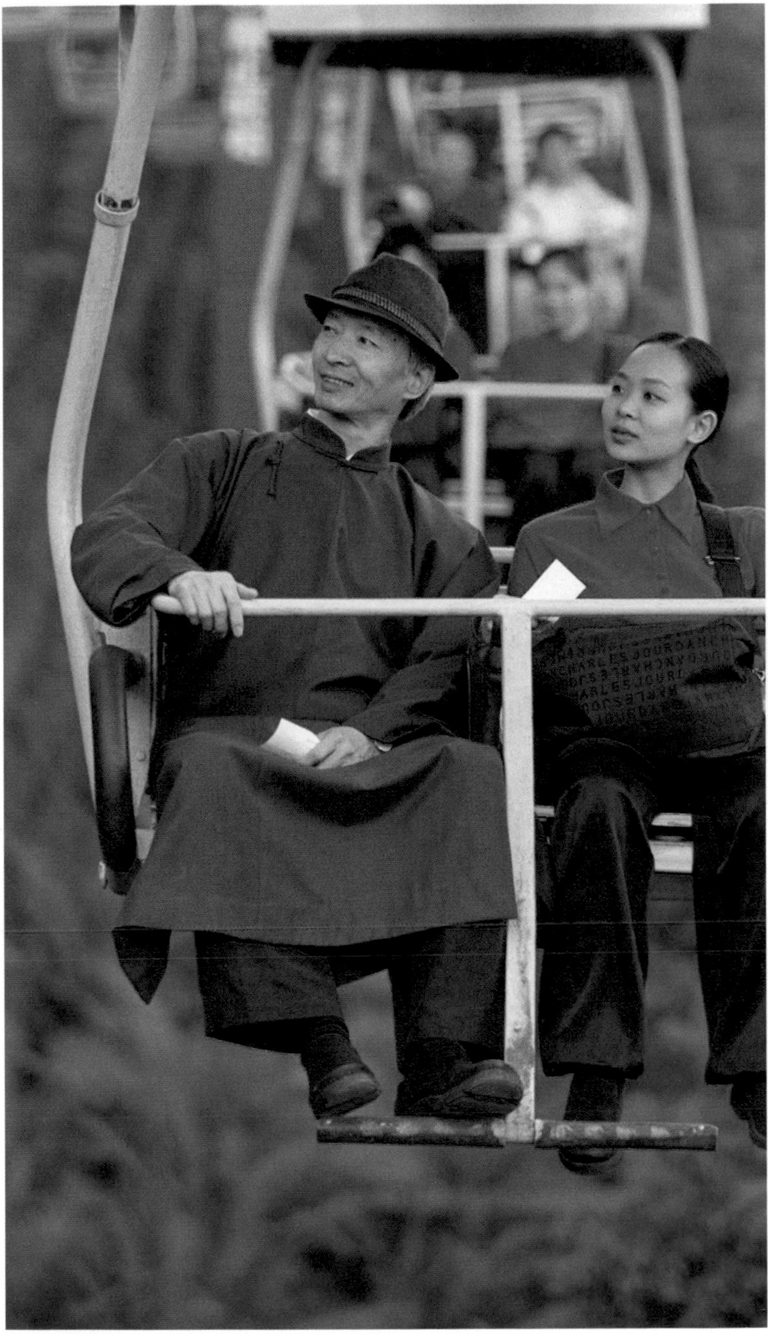

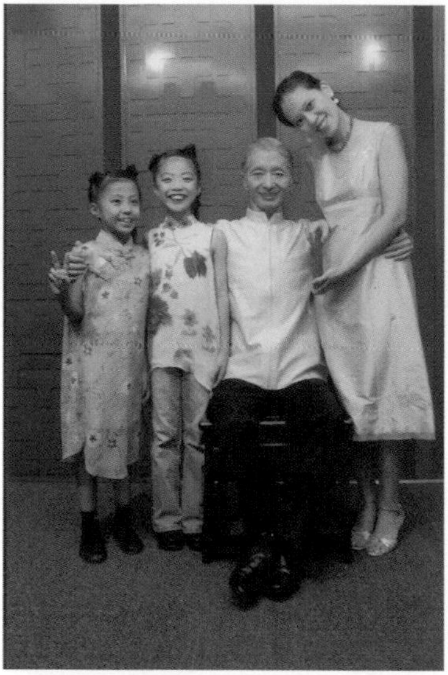

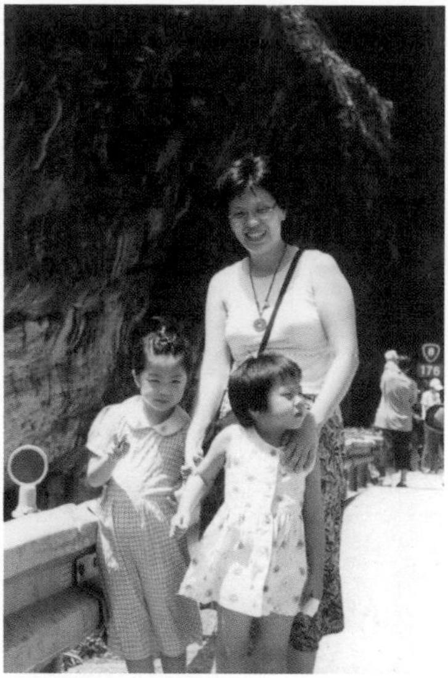

以前常爲孩子的身體狀況憂心不已，現在孩子變健康，而且體貼聽話，就連我自己也因練功而瘦身成功，生活越來越快樂。

——藍景渢 (P.127)

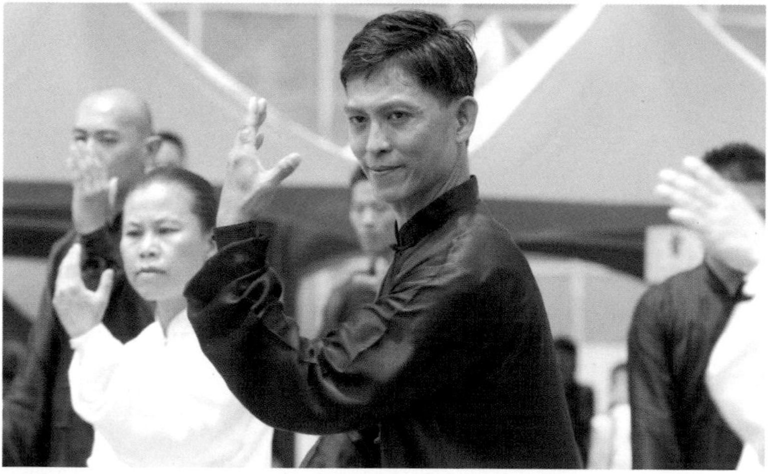

感謝李師父，現在我不但能照顧自己的身體，還能駕馭情緒，做自己身心的主人！

——莊永泓 (P.183)

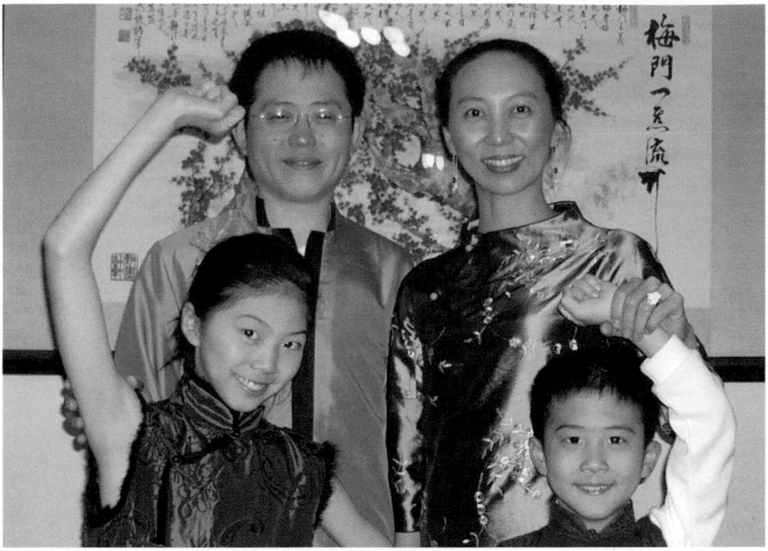

平甩功不但讓我們一家人過著快樂幸福的日子，也喚醒了我沉睡的心靈，立志追隨李師父，爲成就大同而努力！

———梁亞忠 (P.162)

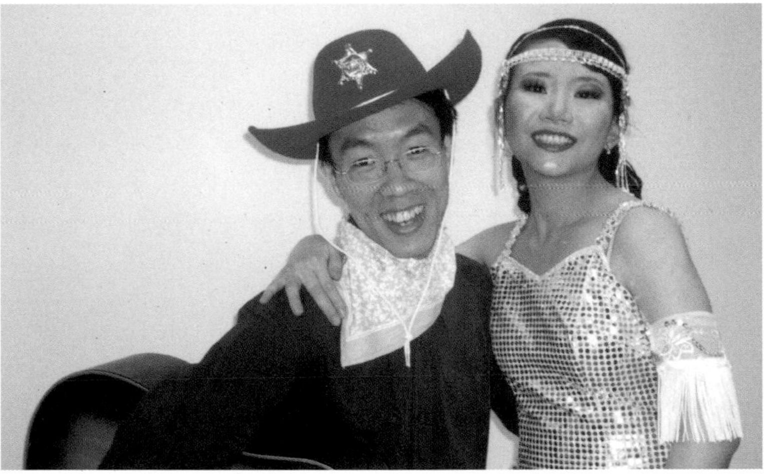

練功讓我克服長年氣喘，每天笑口常開，並展開充滿智慧的新人生。

———廖唯揚 (P.188)

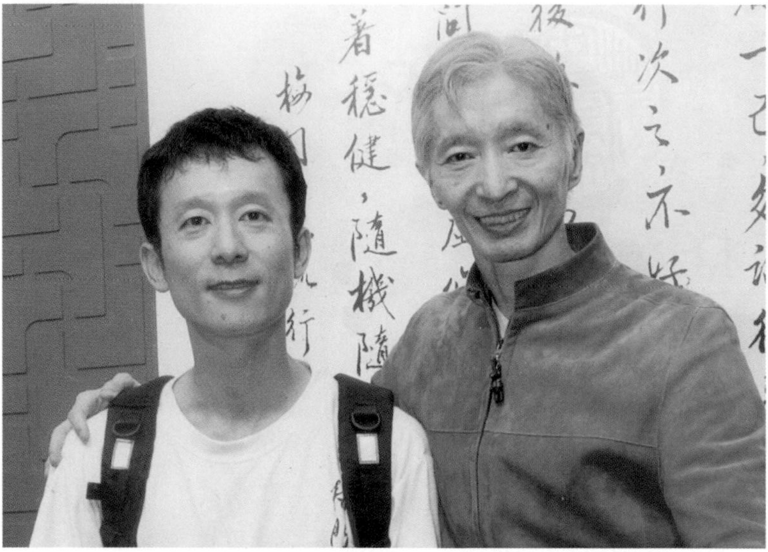

經過換勁，讓我了解自我反省及發願助人的力量是如此之大，只能以「奇蹟」二字來形容！

———李振亞 (P.172)

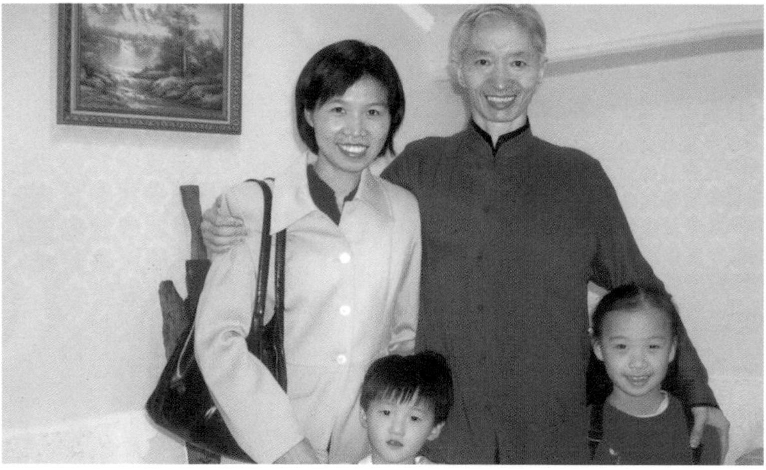

李師父的功法比魔法更神奇，不但改善了孩子的過敏體質，也讓我找到希望和幸福，現在我們全家都笑得好開心！

———簡淑芬 (P.147)

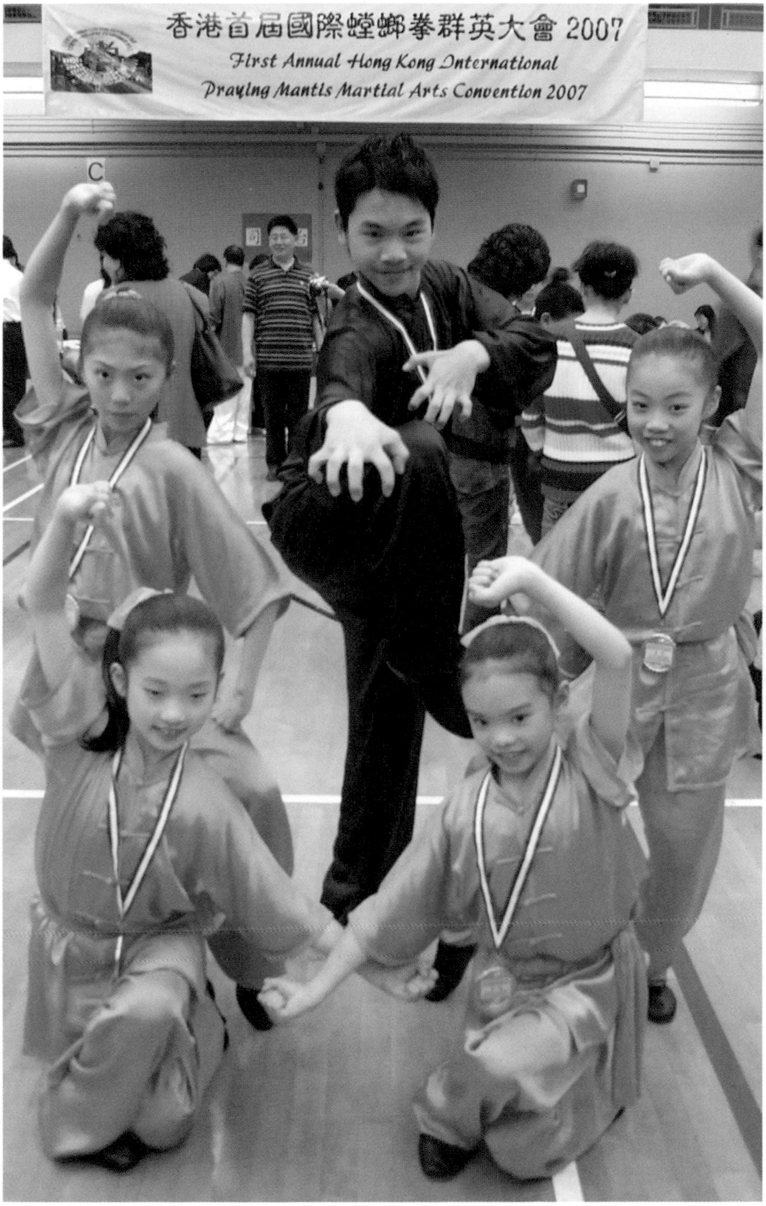
香港首屆國際螳螂拳群英大會 2007
First Annual Hong Kong International
Praying Mantis Martial Arts Convention 2007
C

平甩功讓我的個性從過動變得穩定，並樂於主動幫助別人。

———林育賢（五位金牌小得主，居中者）(P.193)

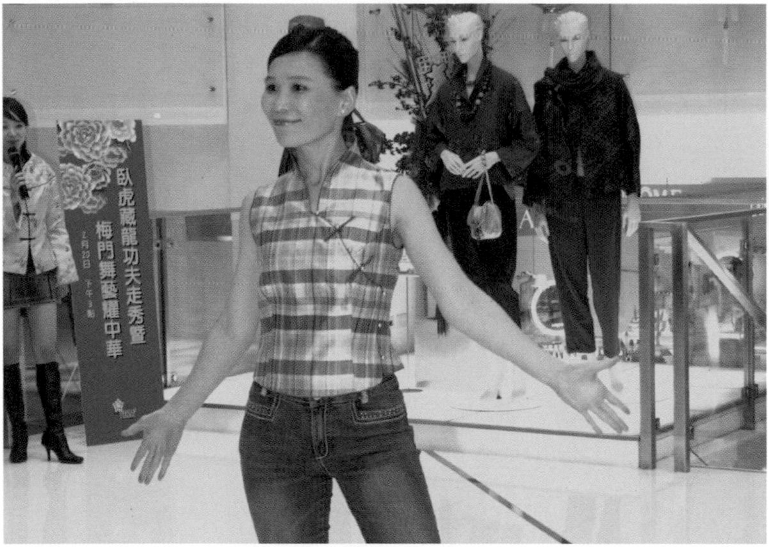

練功前的我，身體毛病多，心情沮喪，個性封閉；練功後，我變得年輕、健康又開朗，更勇於突破自己。

———陳美芳 (P.157)

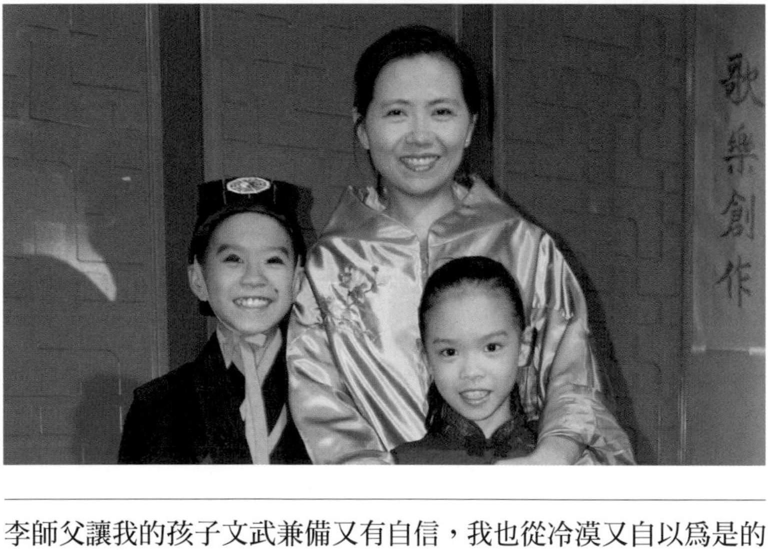

李師父讓我的孩子文武兼備又有自信，我也從冷漠又自以爲是的人，變得會關心別人。

———馬成蘭 (P.177)

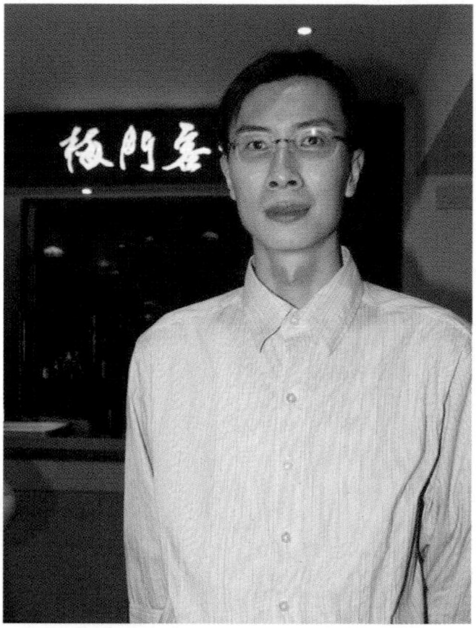

練功和素食，改善我的僵直性脊椎炎，脫離長期服藥的命運。

———李國璽 (P.153)

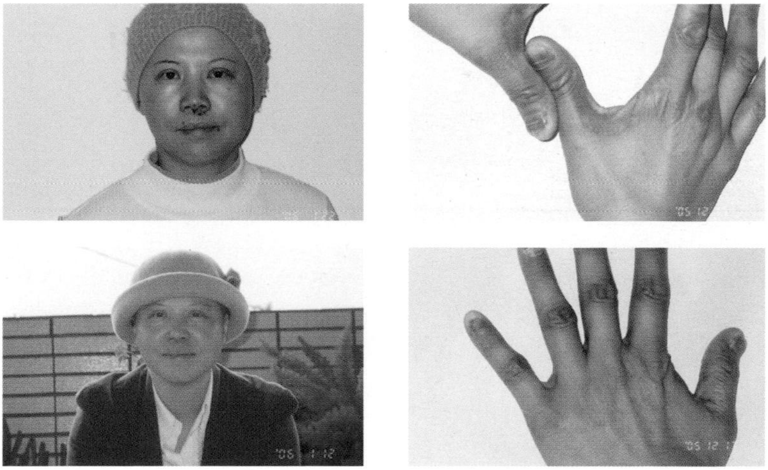

感謝李師父的再造之恩，讓我找回生命的尊嚴！

———曾苡萱 (P.112)

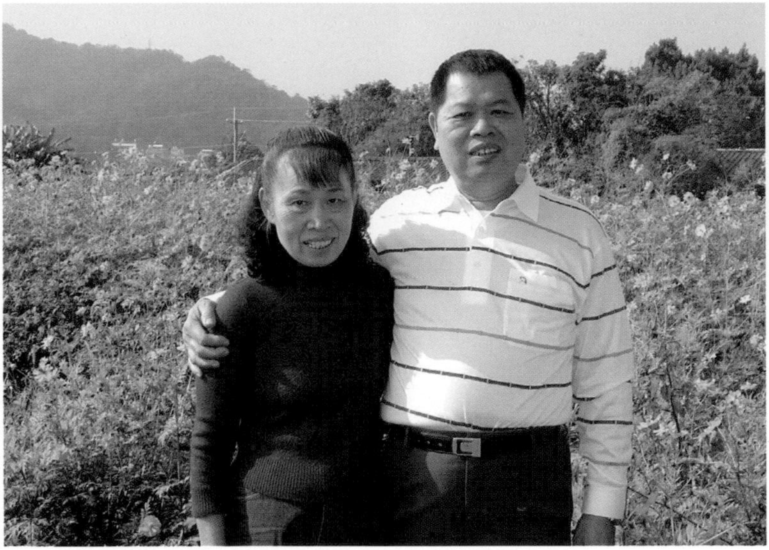

我現在身體健康，不用吃藥，不用看醫生，比正常人還正常！連以前經常很衝的脾氣都改了，懂得三思而後行！

———藍連中 (P.133)

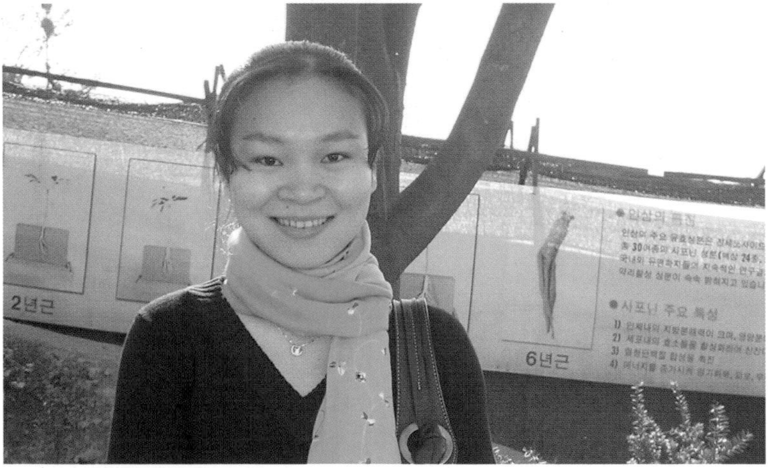

我不但身體健康，抗壓性也增加，變成一個快樂寶寶，希望大家也跟我一樣得到健康和快樂！

———陳綉蓉 (P.168)

一位癌細胞轉移、四年復發三次的乳癌患者，半年後全身水腫消退，癌症指數和外貌恢復正常。

一位遭遇意外槍擊，肝、肺和左腎嚴重撕裂的年輕人，十天就可以下病床，十四天出院，一個月後即可正常行動。

一位攝護腺癌第三期患者，三個月後癌症指數恢復正常，不用吃藥，不用看醫生，健康狀況超平一般人。

一位正值事業顛峰的媒體工作者，因頸動脈阻塞合併腦中風，一年後頸動脈康復，精神體力超越以前。

一位年輕的大學教授，治好了膝蓋舊傷和鼻子過敏，也喚醒了沉睡的心靈，立志努力跟隨李師父成就世界大同。

還有許多肝硬化、僵直性脊椎炎、腰椎痛、氣喘、皮膚過敏、結石、失眠、身心失調、憂鬱、過動、自閉……

他們，都因為練習平甩功而重獲健康。

歡迎您加入平甩家族，一起見證平甩的震撼。

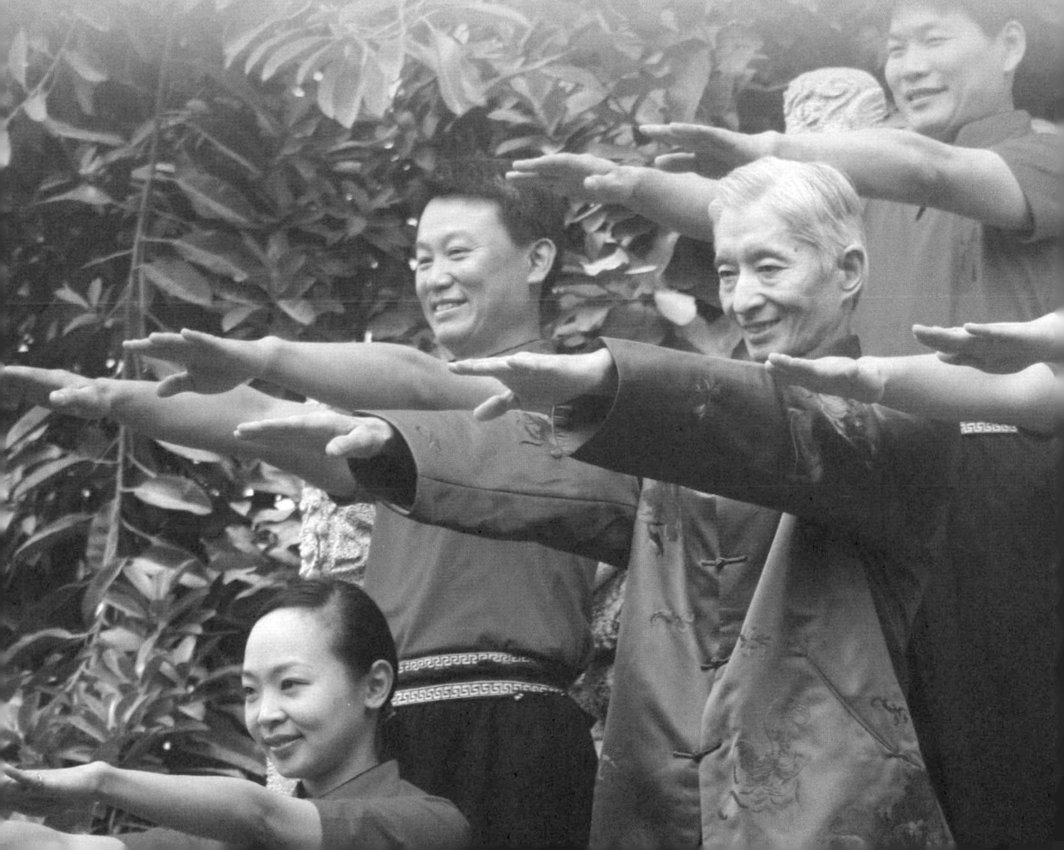

目次

推薦篇

觀念篇

鍛鍊篇

體證篇

迴響篇

附錄

〈自序〉選低取高的平甩功

文◎李鳳山師父

上天給了我們這個身體，就是給我們機會學習，但是一般人順著自我的慾望來生活，最後導致身心出現各種病症，這時候不妨換個角度思量，老天爺希望我們從中自我覺醒什麼？

平甩功適時適切、選低取高

經過謹慎的評量，為了讓更多人獲得一個自強的鍛鍊之道，梅門這幾年開始大力普傳平甩功。平甩功是集合眾多力量而來的，包括對宇宙、武術、易筋洗髓功、養生、導引、吐納的深究，多年來的歷練、體證、虛心學習所得，融會貫通，集所有之大成，再歸一而成這簡單易學又功效宏大的功法。只要按部就班、每天規律的練習，對任何人都有幫助，進而把埋藏在身體深層的東西挖掘出來，讓我們有機會重新審視自己隱藏的問題。

平甩功雖然平易近人，卻能練到高深莫測的境界，因為它具有「選低取高」的特色。比如有些木材，雖然材質看來並不起眼，但是只要放對位置、裝飾得法，就可以凸顯建築物的價值，此即選低取高。以平甩功來說，身體再差的人，都可以練習，像饒維華師兄在七十二歲時罹患攝護腺癌末期，但是經過規律的鍛鍊，選低取高，沒有瓶頸，終至身心好轉。

經過這幾年的驗證，以及各地熱烈的迴響，證實平甩功的推動的確是適時、適切——「適時」地在瘟疫蠢蠢欲動的節骨眼提升了大家的免疫力，也「適切」地將一個適合所有人鍛鍊的功法推動到全世界！現在不僅台灣從北到南的民眾都在學習平甩功，就連外國友人也對平甩功大感興趣！到目前為止，平甩效應已遍及全球四十多個國家。我們期待更多人加入平甩的行列，一起甩出世界和平！

體證分享，穩定四方

本書廣泛集結平甩功的見證分享，在「穩定、平衡、規律、自然」裡深入改造我們的「身、息、心、靈、行」，從探身、應息、指心、接靈到運行，循序漸進，身心相互輝映。「探身」——探討身體的現象，「應息」——感應呼吸的作用，「指心」——明白心性的問題，「接靈」——提升靈性的境界，到「運行」——運用自如於日常生活之中。

沒練過平甩功的人一定要看，練過的人更是非看不可！

真心盼望這個傳承老祖宗智慧的好功法，能跟所有的人共享其成。因為我堅信，如果每個人都懂得這套「獨善其身」的方法，再將套方法普傳出去，就能夠達到兼善天下的大同世界。

只要大家有了健康，就會有平衡的身心；有平衡的身心，才會有平常心；有平常心，才能有平和的心境；有平和的心境，才知道如何去創造和平；能夠創造和平之後，才可能建立大同世界！這些，就是我普傳平甩功的用意，也是平甩功助人的扎實心法！

梅門線上講座精華剪輯

推薦篇

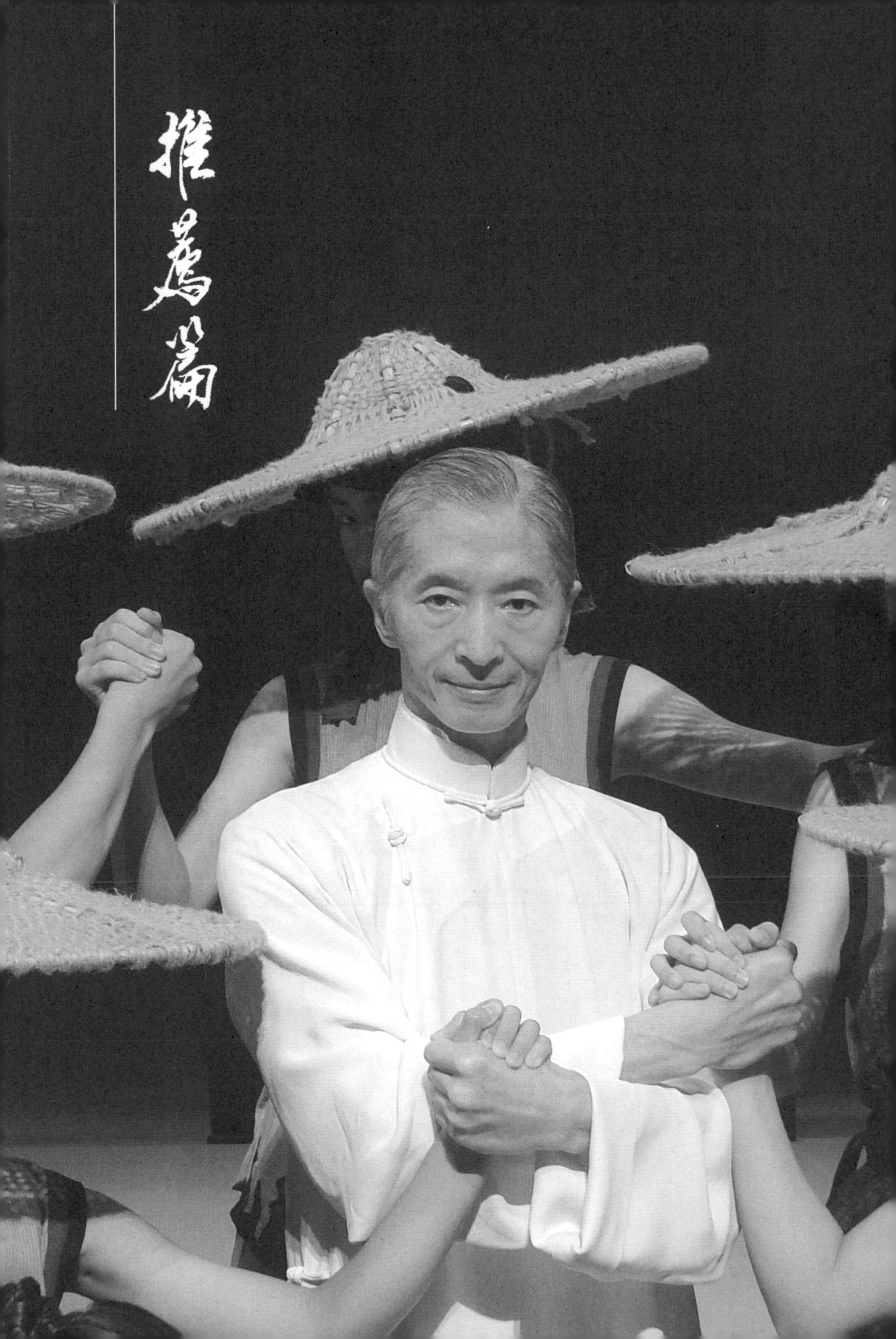

氣弱方知平甩好

——氣功和恆心治好了我的哮喘

文◎王丰（資深媒體工作者）

小時候，住在中部一個小鎮上，平常和我最熟識的，竟然是一位老西醫。因我自幼屬於多病體質，稍一不慎，動輒傷風感冒，粗估起來，一年總有三、四個月的時間和感冒奮戰。三十歲以前，可以說是吃感冒藥一路過來的。

也許是早期感冒沒有根治，以致近四十歲時，竟變本加厲成為氣喘。每逢秋冬時節，只要看見東北方天際烏雲密集、朝台北方向滾滾而來，心中不禁暗叫：「慘了！」預感當天夜裡又要犯哮喘了——百試不爽。因此，我的哮喘病已經成為比中央氣象局更靈驗的測候站了。

只有經歷過氣喘之苦的人，才知氣喘的可怕。氣喘惡魔掐住人的脖子，一整晚都不讓你睡覺。得氣喘的人，最痛苦的地方在於明明感冒最需要休息，氣喘偏偏不讓你休息，病患只有疲累不堪地坐待天明。太太曾經勸我去看西醫，可我堅持不肯，因我看過太多報導，披露近二十餘年來，台灣醫師大量濫用抗生素及類固醇的現況；也見過不少報導，指台灣許多民眾因為太聽醫師的話，服用抗生素、類固醇，最後必須洗腎度日的悲慘案例。

別尋管道找良方

我非常清楚，假使我上醫院掛號看氣喘病，醫師們除了開一堆類固醇給我吃，還會開什麼藥？他們可能沒有更好的法子。除了「美國仙丹」，還有什麼高明本領拿得出手呢？我不願意接受這種治標不治本、只管今天不顧明天的醫療方式，因此堅持不肯吃西藥，力求從別的管道找尋治療氣喘病的良方。

當時，有一位服務《時報周刊》的老同事打電話給我，邀我去梅門看看。那時我在某周刊服務，日夜忙得暈頭轉向，沒把她的邀約當一回事，所以，當初我壓根兒也沒搞清楚梅門是做什麼的。隔不久，她又打電話來盛情邀請，在電話裡，我向她抱怨近日苦於氣喘，被折騰得精神不濟，我問她，氣功真的對哮喘有效嗎？她舉了幾個學氣功治好痼疾的例子，我雖然將信將疑，還是答應她找空閒時間去一趟梅門。

早晚練功不間斷

記得是民國九十二年愚人節那天，我正式參加李鳳山師父主持的梅門養生氣功班，這是我生平第一次親身接觸氣功。坦白講，在此之前，哪怕是師兄師姐不斷解說氣功的神奇功效，我的心中還是犯嘀咕：世界上有這種仙藥，包治百病？

入門之後，我從基礎的平甩功學起，進而練到各種拍打功及柔身功法。在我上完「養生氣功」的課程之後，因工作忙碌，不得已開始在家自行練功。不過從九十二年四月一日迄今，不論工作再忙，也不管再怎麼疲累，我每天一定會抽出一個小時（早晚各半個鐘點）練功，從未中斷。

做夢也想不到，練功之後，我的體質和體魄起了巨大的變化。從看得見的地方講起，過去的我，是老婆口中標準的「弱雞」——一個肩不能挑、手不能提的文弱書生；但最近三年，我的胳膊變粗了，雙腿變結實有力，連過去胸前的排骨大王，也變成如今有胸肌的小壯漢；體重從過去的五十一公斤（我的身高一米七），增加到六十五公斤。

已屆五十高齡的我，體魄上有此強健進步，著實令自己大為吃驚。以往蹲十幾分鐘馬步，就感覺雙腳痠疼不已，現在即使站一、兩個鐘頭的馬步，也沒什麼疲乏或痠疼的情況。有一回，TVBS辦戶外全民開講，我到場參觀，現場人山人海，我擠在人群當中，站了整整三個小時，卻一點都不累。

更不可置信的是，過去十年來，每逢秋冬時節天天苦惱的氣喘病，學了氣功三、四年來，竟只犯過兩、三次，而且還是因為感冒才發作。這種發作低頻率，和過去身體羸弱時期，一年連續發作兩、三個月的慘況相比，已經有如天壤之別。我有信心，只要繼續持之以恆，我將完全擺脫氣喘威脅，不再是氣喘一族。

尤其幸運的是，一位老前輩送了我一本有關靜坐的書，看過這本書，再仔細體會師父所教「細、慢、長、勻」的呼吸要領，讓我氣功底子，格外精進。儘管如今仍是學得一些皮毛中的皮毛，但自己身體的感受，卻是點滴在心頭。有位老前輩，四、五年沒見過我，再見面，他幾乎認不出我來，他說：「你以前臉色蒼白，身形瘦弱，現在臉上紅光滿面，面龐飽滿，完全變了一個人，氣色太好了！」

強健的體魄，讓我更有自信。在這個紛擾不安的時代，我心如秤，不動如山，除了自己與生俱來的毅力，更有賴學習氣功以來，內心世界的躍升。

在這裡，我要向李鳳山師父致上最高謝意與敬意！也要謝謝師兄姐的教導，引我入門。學海無涯，不進則退，為了保持身體健康，讓自己的武藝更精進，我有意將來再學太極拳。在這裡，也要奉勸尚未進入練功世界的朋友們，找對門，好好練就終生受用的武藝吧！

相信就是力量
——救場如救火，平甩解危局

文◎王冠強（國光劇團排練指導）

最初練習平甩功的立意是——要是能改善睡眠品質和渾身不對勁的現象，那就太好了！於是在此信念中，上了三個月的梅門基礎養生氣功班。每天早晚鍛鍊之後，的確有所改善，但不是很顯著；直到有一次，我親身經歷一個事件才恍然大悟，增進我對平甩功的信心，並徹底地感受到李鳳山師父大化無形、隨時都在傳遞愛人及祝福的那一股力量。

我個人從事京劇表演工作，原本是武淨演員——舞台是我展現的地方，在台上無論翻、打、跌、仆等，只要角色需要都得執行，不過近五年來，我的工作已逐漸轉型為「排練指導」（俗稱導演）。有一天，排練《金雁橋》劇目時，飾演張飛角色的武淨演員腳卻受傷了無法登台，緊急中我只好硬著頭皮上台演出。我並不怕劇中的身段動作，只怕自己會體力不濟——因劇中需要劇烈的武打動作，但在「救場如救火」的情形下，只有拚了！

奇蹟發生了！當天我竟然能負荷如此的折騰，將全劇演完。在大家的稱頌聲中，我心中明白，這是「平甩功」發揮了功能——它無形中強化我的呼吸氣息，使四肢靈活、增加體能。經過這一次的親身體驗印證，讓我更加堅定不移，唯有秉持虛心受教的心——相信師父、相信功法、相信自己，才能練出無所畏懼的人生。

好言好語，句句聖賢情懷
——李師父智者禪心，入梅門如入孔門

文◎王惠民（陶藝家．鶯歌）

開始拜讀李鳳山師父《李鳳山養生之道》一書是九十年中的事；那年我五十四歲，漸老力衰，在住家附近山林野地已運動養生多年，間或雜學些道聽途說而來的練功運氣之術，但總覺得眾說紛紜，不得要領。由於家擔不輕，食指浩繁，忙個沒完，只得藉小空餘暇，買些相關書冊自學苦練。

同年，在書局巧遇《李鳳山養生之道》，研讀起來很順心，書上的章法漸次融入我一如往常的運動作息之中，從而更加明白「糊塗一點，放鬆身心」的好處，動靜兼修後的身心平衡，自然而然逐漸超然

起來；而李師父的「活子時」概念，更啓發了我把握工作間的小閒片刻運氣、練功、強身，因而身子骨也感覺比以前更硬朗了。

書中，李師父字字道破「炁」與「道」之間的正確貫接之處及方法。李師父嘗言：「生命的根本就在這一口氣。」在陶藝創作過程中，我掌握的根本亦是如此。倘能集中精、氣、神，貫串入土釉境界之中，陶作品自然而然就具備了作者的形神——「氣勢貫串」而「形勢兼備」。

我是非科班出身的自學苦練陶藝工作者，平生素愛古聖先賢的道理，往往苦心咀嚼、品味再三，以作為創作的準繩和靈感的源泉。雖然古聖先賢仙逝已千百年，但他們經過時空考驗而留存的人生心得、思想結晶，在在都已成為我心靈的一部分，不自覺地流轉入陶泥釉境中，時時淬鍊我的身心與作品。

同樣地，在親近李師父文章的過程中，也讓我若有所悟——篇篇文義精湛深入，有如「入口即化」的最佳精神佳餚；不僅實際，而且環保，使我身心更見晴朗，漸入萬里無雲之境。

尤其李師父近作《李鳳山平甩功》，明指修行乃「邊修邊行，修行行」，並提醒現代人要在「交易、不易、變易、容易」四易上下功夫，對吾人的身心修養直是莫大福音！

其他直指人心如「有容乃易，否極泰來」、「掌握病因，改變結果」、「壞習慣不如好習慣，好習慣不如沒習慣」等，俱是真知灼見。這些好言好語句句至善至誠，皆是聖賢情懷，流露出對同胞乃至全人類的大愛。我深信李師父的善言雋語，必能穿越時空，贏得有緣人的銜接、咀嚼、師法與推崇！

在李師父以身作則、不捨晝夜的教化下，梅門弟子們個個呈現出溫文儒雅、婉約溫柔、古意盎然、溫良恭儉的待人處世風度；每入梅門，皆令我有「如入孔門」之感，著實感佩至極，故再專文禮讚之為快！

霸王的腰，可以直起來了

——「中風高危險份子」平甩十六個月的奇蹟

文◎李桐春（國寶級京劇演員）

五、六年前，我開了幾次刀，包括心臟繞道手術、直腸手術，腿筋也拿掉了三根。由於先前有兩次中風發作的危險經驗，因此不論是我的中醫師或我的好朋友金永祥先生（資深藝人），都非常關心我的健康，一再推薦我必須到梅門來跟著李師父學氣功。

記得當時是九十四年八月份，梅門的功夫舞台劇「矛塞盾開」正在排練，我第一次與身為導演的李師父在排練場旁的會客室見面。李師父言談親切，教我練習放鬆、平甩及抱腿，同時為了幫助我調理骨刺（後背尾椎骨位置），還特別指導我練習「曲中求直」的功法。當時很快就覺得氣息順暢、輕鬆多了。

後來正式來到梅門加入鍛鍊行列，針對基礎功法及心法等不斷地深入練習，果然大有進境。簡言之，練功之後對我的切身幫助，主要可分為以下三點：

一、胃病沒有了（未練功前經常看胃病），這是平甩功第一個見效的幫助。

二、未開刀前，體重達九十五公斤；練功之後，甩掉十公斤的肉，使我輕鬆不少。

三、過去因為長骨刺、腰痛的關係，雖然有很多機會邀請我演「霸王別姬」，但我都不敢答應。因為霸王的盔甲一穿上去幾十公斤重，腰如果不好，萬一在舞台上趴下來，那就鬧笑話了。不過，現在情況已有所改變。

我計劃在今年（九十六年）夏天盛大公演以前，能將腰練好，重新上台跟魏海敏合演「霸王別姬」。這是我練習平甩功一年又四個月以來，再度恢復信心的一個指標，也是李師父開闢給我的一條新路，我非常感謝他。

衷心希望能有更多的人到梅門來，重獲新生的力量。

練拳不練功，到老一場空

——從平甩中體會習武之道

文◎沈茂惠（國際國術九段大師，號「十全老人」）

中國有五千多年的武術文化，對習武之人來說，時間就是功夫。功夫要怎麼樣扎得深？講究的是內外兼顧、剛柔並濟。所謂「練拳不練功，到老一場空」、「練拳不蹓腿，到老冒失鬼」。這裡面處處都是警惕與學問。

練功要練得好，跟習武之道是一樣的。所謂「一膽、二力、三功、四藝」，意思是真正的功夫，一要有膽量，二要有力氣，三要有功夫，四要有藝術性，才能千變萬化。掌握「膽、力、功、藝」四項原則，人的性格、脾氣漸漸就能越來越穩定，越來越成熟。

而功夫要精進，自古以來，只有「以柔克剛」，沒有「以剛克柔」的道理。此外，有句俗話說「求人不如求己」，就是指身體練強壯了，功夫也練熟了，自然而然就能達到自立自強的目的。

平甩功為什麼好？一者，因為這是李鳳山師父研究出來的功夫，還能不好嗎？二者，李師父的功夫講究的正是自立自強、以柔克剛，所以梅門不但平甩功好，學生也教得好。

李師父施展種種教化法，讓旗下弟子一個個把性格磨圓了，目的也就是要培養這等自信自愛自強的功夫。等將來梅門的男孩、女孩到社會上做事情，一點一滴都透著為人處事的風範，那是多麼可喜的事！

可以預見的，如果全天下的人都學習到這樣的精神，那麼，社會上就沒強盜、也沒土匪了。

平甩有愛，囚身不囚心

——引導受刑人走向身心坦途

文◎吳正博（前台中監獄典獄長）

本人是在法務部矯正訓練所上「身心調適」課程時，由梅門教練引導接觸平甩功，目前每天上、下午各平甩約十分鐘，每次甩完覺得血液循環流暢，心情愉快。

九十四年八月，因職期輪調奉派臺中監獄服務，眼見醫療專區病犯輾轉床側，暗忖如能教導簡易的平甩功，讓精神病犯、愛滋病犯、肺結核病犯人人能做、隨時平甩，想必能促進健康，因此主動聯繫，洽請梅門教練專程來監教導。

梅門教練聽聞本監有意提倡平甩功運動，乃於九十四年十一月中旬，專程前來了解同學平甩之動作、技巧，發現偏差即當場調整，並輔導正確的方法，鼓勵同學們要身心靈合一，才能練好功法，增進身心健康。目前各工場受刑人在早上開工及下午收工之前，均主動練習平甩功，以活動筋骨促進身心平衡。

九十五年九月十四日，李鳳山老師親抵本監專題演講「身心圓滿養生之道」，此活動全程電視轉播，五千多人受惠。而受刑人在每天持恆平甩一段時間後，也反映了各自的心得感受——譬如睡眠品質改善、頭不會脹、精神比較好、心境趨於寧靜、較不會焦躁生氣等；另外，低血壓、心律不整、新陳代謝等狀況均獲得明顯改善，偏頭痛亦消除，高血壓藥物減量，看診次數減少，甚至對未來也有信心了。

目前本監對毒品犯、愛滋病犯、精神病犯等，亦教導簡單易學的平甩功。由於此功法不拘於任何人、任何場地，十分適合受刑人得空時勤加練習，提升免疫力，進而達到健康目的，亦可啓發其重視生命意義、促進身心靈的平衡發展。更期許渠輩出監後，能保有健康的身心及正確的價值觀，改過向上，邁向光明的坦途！

向上醫致敬！

——「能動」是天賦，千萬別閒著

文◎林承箕（心臟內科醫師）

身為逾二十五年心臟內科及近十年整合醫學的醫師，對病人及健康需求者，除了診斷疾病或評估健康、藥物治療或給予調理劑的建議外，最重要的就是教導改善生活習慣。

現代人大多數養尊處優，吃的過多卻極不營養、排便不順暢、睡眠休息不足，另外很重要的就是：運動不夠！

「能動」，是人活著的一種表現及天賦。要活得好，就需要持續、經常而足量的運動。

運動對人體的心臟血管、骨骼肌肉、新陳代謝、內分泌、呼吸及神經各系統的好處，有太多的醫學研究證實：運動能促進血液循環、增加心肺功能、減緩骨質疏鬆與退化、使人精力旺盛、更有活力、有助睡眠、增加免疫力、減輕及減少退化性疾病、減少焦慮、有效控制壓力……等。

李師父的平甩功不分男女老少、不受天候影響、不需昂貴的儀器，可隨時隨地甩甩手、蹲蹲膝，看似簡單，若每天二、三十分鐘持之以恆，實際功效卻無窮——打嗝、腸子蠕動、排氣、出汗、減輕筋骨痠痛、神清氣爽……。平甩功可說是我最常在看病時向病人示範介紹的運動。

當今多數主流醫學的西醫師，可能因整日忙於「治已病」的「下醫」工作，無暇或疏忽「治將病的中醫」與「治未病的上醫」的事務。李師父與梅門的師兄姐於國內外各地，多年來不辭辛苦地推廣「融具中華文化與運動特色」的中國功夫，成效日益顯著，影響國人甚至世人的健康甚巨，才是真正值得我們喝采、欽佩與支持的上醫！

梅門，加油！

利用空檔，見好就收

——練功實練心，身心兩舒暢

文◎夏惠汶（開平餐飲學校創辦人）

平甩是非常方便、易學，而且空閒時間隨時隨地可做的鍛鍊方式，我自己就常在一些開會中場休息的場合裡，利用時間做平甩，因為平甩時牽動頸部、背部以及腰部肌肉，可充分達到舒展筋骨的效果，讓人全身舒暢。

不過，我知道平甩養生的好，早於我認識李鳳山師父之前。那時在美國舊金山看到近百歲的中醫師吳石垣，年齡九十多歲仍健步如飛，而且針灸病人時下針準確、力道拿捏得宜，就不禁問他是靠什麼運動保養身體，才知道「平甩」是他的養生秘訣。從此我也在原來修習的氣功之外加練平甩，而且也把平甩介紹給我認識的朋友。

後來認識李鳳山師父，他更精進提升每四次平甩中加入屈膝的動作，更覺氣血流暢。知道他致力推廣平甩養生、全民保健，就覺得很有意義。李師父仙風道骨、清瞿飄逸，推動養生武術不遺餘力，然而最令我佩服的是，我發現他在言談中所傳遞的都是修心、修身的實踐方法，習武養生只是傳法界面而已。練功、練功，其實真正在練心，我想這句話很能精確詮釋這樣的精神。

得知李師父要出版平甩功的新書，把社會上許多人體認平甩健身的功效集結成書，就覺得真的很棒！希望這項不受場地限制、利用空閒等候時間就可進行的鍛鍊，能讓更多朋友受益，練身修心。

平甩是最有力的健康大使

——見證中華文化活瑰寶，平甩兩週改善糖尿病

口述◎莫新度（巴拿馬駐華大使）

二〇〇四年，透過巴拿馬外交大使館辦事處丁大山將軍的引介，使我有幸得以認識李鳳山師父所傳授的平甩功。我非常感謝他能介紹這麼好的中華文化讓我認識；同時我也深深覺得，這麼優良的文化，需要更多人好好地學習，並且持續地推廣。

記得我剛來台灣的時候，根本無法控制我的糖尿病。有一天丁將軍到大使館來看我，並問我覺得怎麼樣？我說在這邊我覺得非常好，但是我的糖尿病無法控制；我看過巴拿馬的醫生，也看過中醫，改過兩次藥方，還是沒辦法改善高達兩百多的糖尿病指數。

就因為如此，丁將軍建議我開始規律地練習平甩功；大約練習一、兩個禮拜之後，我就覺得自己的病情已受到良好的控制。當然，我還是繼續平常的用藥，不過我也轉而開始吃比較健康的食物。

從個人的經驗中，我很樂意鼓勵大家把平甩功當作平常的鍛鍊；尤其《平甩的奇蹟》小手冊發行迄今，已有中、英、日、西班牙文等多種版本，推廣十分方便，我強烈建議大家一起來練習。

在台灣，我的孫女也喜歡練功，這使她從小就學習到最佳的平衡之道，所以我覺得應該將平甩功推廣下去，影響全世界。目前，透過梅門與中巴文化中心簽訂的雙邊合作交流計畫（註一），我相信，李師父的平甩功及中國正統的養生觀念，會很快地在巴拿馬扎根，並風行全球。

過去我非常注重風水，現在加上氣功，使我學到更多中國文化的精髓。這些寶貴的文化傳承，勢必造福更多人們，從珍惜生命的過程中，重新獲得領悟與啓發。

（註一：李鳳山師父自九十六年起應邀擔任巴拿馬共和國「中巴文化中心」養生文化顧問，並於九十六年元月簽訂友好合作交流計畫。）

有捨方有得

——感謝李師父把台南市越變越健康

文◎許添財（前台南市市長、現任立法委員）

初次拜訪位於台南的梅門道場，有一幕景象相當令我感動。想不到當前社會居然有這樣一塊風水寶地，凝聚那麼多人前來，每個人都擁有同樣的心志，而且每週固定騰出一些時間來道場服務，目的不單單為了追求個人的身心健康，更為了促進社會的健康，這種利人利己的精神，讓我期望「梅門滿天下，天下皆梅門」的願景能早日實現。

在李鳳山師父的引導下，梅門的各色菁英，不但處處傳達文武兼備、以武會友的精神，同時，透過戲劇、舞蹈、武術、藝術、乃至科學等各個領域，李師父始終默默耕耘，試圖打破人跟人之間的隔閡，不但積極地舉辦活動，也不斷地透過各種機會，深化世人對「人體科學」的認識與涵養。

從身心平衡的角度來看，人本身就是一個小宇宙，你怎麼經營它，它就怎麼回應你。從有形的軀體，到無形的精神；從實際的動作，到無限的創意……莫不蘊涵著造物的造化與作為。其中，願意下功夫、自我期許、自我鍛鍊的人，自然更有機會得遇明師點化，讓自己在安身立命的修為上更上層樓。

多年來，我很感謝李師父在台南設立據點，不辭辛勞地在各行各業推廣「全民健康甩」，使台南市越變越年輕，一步步地往「健康城市」邁進，這是非常可貴，更值得敬佩的。

李師父常說：「捨得、捨得，有捨方有得」。我也常常告訴周圍的朋友，如果你可以賺十塊錢，請你賺八塊就好；如果你可以吃十口飯，請你吃八口就好——剩下那兩口飯、那兩塊錢，要拿來做什麼呢？施捨，施捨出去！這樣，將來你就有一百塊、一萬塊可以賺。如果，今天你連這兩塊錢都施捨不出去，那麼以後經濟衰退、社會不安定了，恐怕你連十塊錢都沒得賺！

一個什麼樣的社會，就會招來什麼樣的福氣。今天，我們的社會能夠出現像「梅門」這樣身體力行的團體，真的是社會的福氣。因為，梅門除了具備大愛的精神外，更可貴的是能以符合自然調和的方式，照顧到社會各基層弱勢者的健康，讓平甩功真正發揮出大公無私的力量。這一股大公大愛的精神，值得社會各界一起重視，希望您也一起投入創造健康的行列！

人人平甩，健康一百

——「金門健康甩」帶動鄉民常保喜樂

文◎陳天順（前金門縣衛生局局長）

由媒體得知曾是我學長的神經外科醫師許達夫，因鍛鍊李鳳山師父的氣功，而使癌細胞消滅不再復發，真是令人震撼！因此買了兩本李師父的著作——《李鳳山平甩功》及《李鳳山養生之道》，依書中提示的方法，每日自行練習半小時，不久即感覺到全身氣血循環通暢、精神飽滿。而且李師父於書中也提示了甚為實用的修行養生觀念，個人十分佩服，期待有朝一日有緣親拜於門下。

甚巧，九十五年十月一日，金門縣政府教育局邀請「梅門一炁流行養生學苑」李師父及弟子等廿餘人，到金門舉辦慈善關懷公益活動

「金門健康甩．甩出幸福來」，為照顧金門鄉親身心健康，普傳平甩功。當天我與教育局李局長及數百位鄉親在金門縣立體育館，跟著李師父及教練們一起練習平甩功，同時聆聽李師父親自開示「養生及平甩功法」，現場氣氛甚佳，反應熱烈。

李師父表示：唯有增強身體的自我鍛鍊系統，提升自體的免疫能力，才是真正最有效的養生之道。我個人非常贊同，未來我極樂於將「平甩功」推動至金門各社區及所有健康營運中心，讓這一簡單易學且符合人性環保潮流的全民運動及保健功法，能在金門各地普傳，真正的做到「甩出健康、甩出幸福」來！

「人人平甩，健康一百」，為了促進健康、預防疾病的產生，衛生局經常安排巡迴各村里及社區發展協會，向民眾宣導「如何健康快樂活到一百歲」。基本而言，均衡飲食、注意蔬果攝取、持續有恆的運動及修身養性，皆是維持健康的重要原則；而李師父所普傳的「平甩功」，不受時間及空間限制，老少咸宜，早已成功創造出無數健康奇蹟的實際例證，值得大家重視。

我願在此呼籲：請大家一起來學習並勤練「平甩功」，不但可保持自己的健康，也維護他人的安康；更期待所有人都能成為「促進健康」的種子，追求身心靈圓滿及和諧，把大愛的力量散播出去，讓我們的社會更健康、更快樂。

全民保健，從平甩開始！

——揮別鮪魚肚、消除椎間盤突出的自強良方

文◎陳文安（西醫師）

自離開馬偕醫院回到故鄉繼承父業，一轉眼已過二十寒暑。由於家父深獲地方父老好評，使我受益良多，平常醫務繁忙，只好暫時忍痛擱下我所熱愛的運動。

兩年前，我發現自己的左肩及左上臂突然產生痠麻症狀，服用藥物後未有明顯改善，我暗想大事不妙，立即聯絡神經外科的朋友安排核磁共振檢查。結果正如預期——是頸椎間盤突出！朋友建議我必須完全臥床休息，而這幾乎是不可能做到的事。

此時突然想起，過去曾有人跟我提及「氣功」可治此病，只是對

學西醫的我，一方面對氣功並不了解，另一方面也不敢隨意嘗試。直到一年半前，我的一位好友的太太帶小孩來看診，提起好友在梅門練氣功——短短三個月，身體狀況改善奇佳。我一聽暗想也許遇到貴人了，二話不說隔天立刻報名。

一開始，我與內人仍抱著半信半疑的態度，心想：我有椎間盤軟骨突出，這樣適合做平甩嗎？然而，教練堅定地回答：「沒有問題。」就在此一心境下，我開始展開練氣的旅程。雖然剛開始會偷懶，但不到三個月，精神明顯改善，使我更加確信平甩功的功效。之後不管我忙到再怎麼累、再怎麼晚，每天一定不敢懈怠，練足三十分鐘。

漸漸地，我發現自己的膝蓋竟然坐久也不痠痛，左肩及左上臂也不再痠麻了！更意外的收穫是，朋友碰到我都問：氣色為何如此紅潤？連病人也問我到底做什麼運動，怎麼「鮪魚肚」不見了？除了外相的改變，身體亦變得輕盈，上下樓梯不再氣喘，更加強我遇事持之以恆的決心。

站在醫學立場，一般人都知道血液舒暢對人體新陳代謝有很大的幫助，所以我常會鼓勵病人要多運動。但是，一般的運動大多屬於「耗損型」；直到進入梅門接觸李師父的功法，我才曉得什麼是「建設性」的運動。

身為西醫醫生，常勸病人要放鬆，但卻苦於沒有一套有效的方法來教導患者。所幸，現在我終於能憑藉著真修實練的個人經驗與大家共勉，藉由簡單易學、不受天候空間影響的平甩功，再加上飲食調整，任何人的身體狀況一定能有改善，免疫功能也會大幅提升。

我非常感謝引我入門的梅門師姐，對師父一脈相傳的諄諄教導更是銘感五內。未來希望盡一己之力，確實推動平甩功，使其成為全民保健的重要一環，讓更多人踏入自強不息的終生學習之路。

養生與現代藝術相結合

——李師父的教化從心開始

文◎張茂松（前台北信義扶輪社社長、中醫師）

與梅門第一次接觸約是五年前，當時邀請李鳳山師父到台北信義扶輪社演講。記得李師父於演講時指導與會者要好好練習平甩功，我也被李師父的翩翩風度及一身功夫所吸引。去年（九十五年），我不但參加梅門的祭天活動——「天地君親師祭典聖會」，也有幸觀賞李師父編導的功夫舞台劇「精～白蛇傳奇」，看過之後，我深受感動並更加了解：原來梅門的養生功夫和修行觀念，不但求新求變，也與現代藝術相結合，真是了不得的表現！

不久前，台北信義扶輪社全體社友及夫人們，相約連袂至李師父創立的「梅門客棧」餐敘，大夥兒都相當盡興；沒想到，梅門的觸角還延伸到中華美食文化的領域，令人讚嘆！希望我們的緣分可以永遠持續下去，因為李師父是大家健康快樂的希望泉源！

功夫與哲理的實踐家

──傾聽李師父的世界和平響

文◎瑞克・梅爾（亞洲功夫電影評論家）

我擔任「世界武術名人堂」的主持人兩年（2003-2004）以來，看到一次又一次都是美國人上來領獎，我心想，既然我們號稱「世界武術名人堂」，自然要廣結善緣，如果世界上有什麼人值得推薦的話，那自然非李師父莫屬，所以我推薦了李師父。

我深信李師父告訴我的，人活在世上最重要的，是要找到自己，對自己感到滿意，當一個快樂的人，這絕不是任何物質能取代的。

幸而人們也逐漸發現這一點，所以我很樂意將李師父的精神和氣功養生的概念推廣到美國，它將會讓這個社會更美好、更快樂；而最終——聽起來很不可思議，但沒錯，最終將達到世界和平的理想！

從自我體檢到自我覺醒

——漸進式平甩功，全方位照顧人體健康

文◎鄭紹沂（預防醫學完整醫療研究專任醫師）

當初在一個幸運的機緣之下，我接觸到梅門，並認識了李鳳山師父。初期練習，我每天分三個時段，每個時段大約十分鐘；大概練了一兩個禮拜後，一次就可以練上三十分鐘。慢慢地，從三十分鐘、四十分鐘、五十分鐘，到現在差不多一回可以練到五十分鐘左右，至今約半年多了。

記得剛開始練功時，指尖和手掌都有脹、麻的感覺，好像不斷的在充血；慢慢地，這種感覺淡化了，但卻轉移到手臂，整條手臂有充氣的感覺。我認為剛開始的時候，不要甩太快，過一段時日之後，身

體的感覺會越來越豐富，對自己也會有全新的認識。

練平甩，走路輕鬆多了

練功後，除了體會越來越細緻外，似乎連平常生活中也開始有不一樣的感受。比如走路，跟以前比起來，現在的步伐比較輕盈，腰背自然挺起來，走路因而變成一種享受。

在體力方面，也明顯有所改善。因為個人門診業務繁忙，常感疲勞，但在這半年內卻發現體力有提升的現象，而且在思緒、情緒各方面，也變得比較平穩。具體而言，平甩功不論對生活或是工作，確實都有很大的幫助。

但，也許有人會覺得它這麼簡單，能起什麼效用？我個人的練功體會是，平甩功對人最大的幫助，應是它可以自然而然地令人放鬆。

由於放鬆，使我感覺腸胃的蠕動較好，免疫系統也改善了。近半年內，我從未感冒過；雖說以前感冒的情形也不很多，但偶爾總是有症狀產生。平甩功對免疫系統——甚至對肝臟的排毒系統、腦神經的穩定、心血管系統，我認為都極有助益。

直接轉化體質，增氧而不耗氧

平甩功為什麼有這麼大功效？我想這是很多人都很好奇的。首先，它很緩和——它不像一些激烈的球類運動或是跑步，會增加身體的耗氧量。

根據科學研究，在激烈運動下，體內的自由基是增加的，自由基的增加會產生很多問題：包括老化問題、心臟負荷量、動脈硬化或是一些退化性疾病，若沒有選擇適當運動，就可能造成傷害。

我認為，平甩在這個部分來講，是很好的選擇。因此，我經常推薦我的病人來門診的時候一起練平甩，病人往往都很願意嘗試，也經常地練習。

這一切都要感謝李鳳山師父，他慈悲地把這麼好的功法，慷慨地傳播給整個社會大眾，讓社會大眾學到正確的健身養生法門，得以促進健康、穩定心性，這一點我個人非常佩服。未來我也願意竭盡所能，把這個功法順著不同機緣，傳播給整個社會。我相信平甩功的好，值得全民人類共同來認識，對所有人的健康必能有莫大幫助。

看似平常，其實不凡

——平甩功自然調養，輕鬆即見效

文◎霍守業（前參謀總長、現任中華民國總統府戰略顧問）

我不是個性情開朗的人，又不善於排解壓力，長年帶部隊，總是處於身心緊繃的狀態，體能狀況雖然還好，但是經常感覺腸胃不適，性情急躁，血壓也高，尤其是睡眠品質很差，以致常常精神不濟，氣色不佳，人也顯得蒼老。

民國九十二年初，獲邀參加何志浩老將軍百歲誕辰暖壽餐會，給老將軍拜壽。也許是老將軍見我氣色不好，不久，就引我拜見李鳳山師父，囑我向李師父學習氣功，並告誡：必須體力充沛、精神飽滿，才能把部隊帶好。

於是在李師父的心法傳授及教練的指導引領下，我與幾位同事開始學習平甩功及靜坐、腹式呼吸、吐納等功法，其中並以平甩功為重點。對於平甩功，覺得動作輕鬆，毫不費力，看似很平常的一個動作，所以起初並不很在意，沒有寄望能產生多大的效果。但練了一段時間，發現各種身體不適的狀況已有改善，才驚覺平甩功確實有它的功效，於是每天利用早晚、公餘增加練功的時間。

目前，腸胃不舒服、常打嗝、甚至吐酸水的情況已經消失。過去每天一顆十毫克的降血壓藥，現在不但改為五毫克一顆，而且只服用半顆；體重減輕了六公斤，睡眠狀況也改善了，臉色紅潤、精神輕鬆多了；尤其是能夠常保平順心情，急躁的個性也變溫和了。

這些現象都是拜李師父的平甩功所賜。也曾請教過幾位醫師朋友，其功效何來？大家一致的看法，認為平甩功看似平常，但只要持恆練習，就會不自覺地提升人體的免疫力，增強各部器官的機能，許多病痛也就自然而然地不藥而癒，所以可歸類為一種「自然療法」所產生的功效。

李師父不但開班傳授功法，也積極地採用各種方式，透過不同管道，將平甩功推介給社會大眾，目的無他，只是希望能為增進全民健康盡一份心力，這種民胞物與的精神與胸懷，著實令人感佩。

個人非常幸運，能有機緣隨李師父練習功法，更感榮幸的是能為李師父的平甩功的功效作見證。非常感謝李師父及教練們的教導，也呼籲社會各界的朋友們，大家一起來勤練可以強心、健身的平甩功。

觀念篇

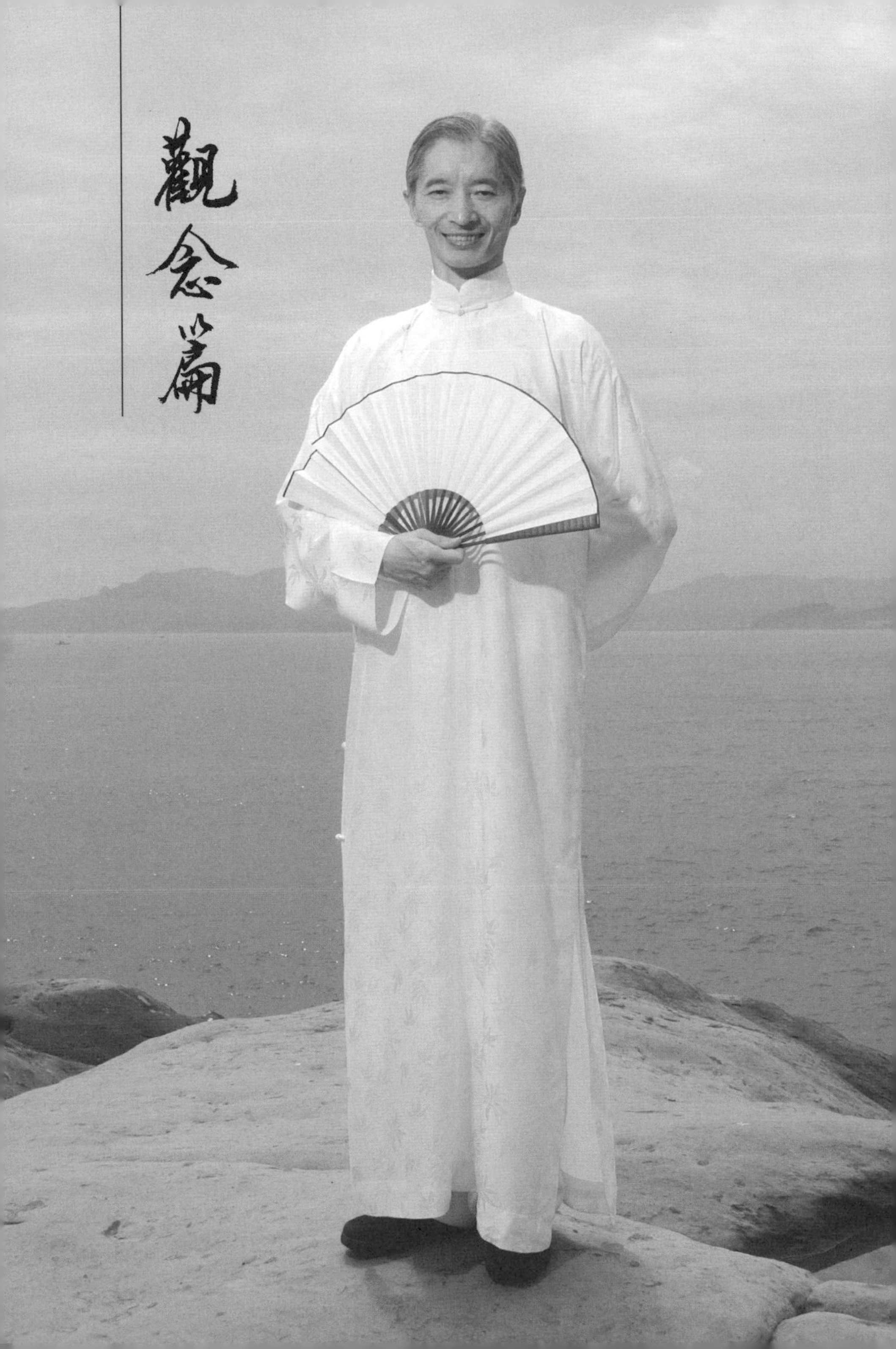

要享受人生，先學享受練功

常在報章上看見一些報導：事業有成的企業家，正值盛年，突然一個腦中風或心臟病，就病倒了。原本想要回饋社會的理想和抱負未及實現，人生也來不及享受，只因為平日忙得疏於照顧自己的健康。不論個人這一生當中追求的是什麼，若沒有健康為基礎，到頭來終歸是一場空。

我們如何才能得到健康？古人充滿了智慧，從觀察自然界萬物的種種現象，發明了一套養生術，也就是今人所知的導引術，或是大家俗稱的「氣功」。從養生氣功的學習中，可以讓每個人從身體的健康，練出身心的平衡，以致達到靈性提升的境界。但是養生氣功的神奇，唯有腳踏實地的每天鍛鍊，才能見真章。

以「平甩功」為例，只要得法，每天持恆的練習，不必刻意流汗就能達到循環的效果，並且可以把身體內部的脂肪化掉，該吸收的吸收、該燃燒的燃燒、該排出的排出。聽起來好像很神奇，其實非常科學。很多人在短短的三個月內，就練出了極佳的效果。

而且平甩功沒有什麼限制，只要保持自然即可。有的人在甩的時候，兩邊的手好像有一點差異，也許一手高、一手低，所以一開始練習最好照著鏡子，保持平衡，就能慢慢地把身心甩到平衡。如此一來，往後就不會再有五十肩或者半身不遂的現象了。

有句話說：「天行健，君子以自強不息。」練功其實很容易，只要每天練習，專注在這個天行健的精神上，慢慢地，自強不息的感覺就會出現了。

當您甩著甩著，會突然渾然忘我、腦子一片空白，有這種感覺時，千萬不要慌，也不要天馬行空的胡思亂想，只要保持自然，不刻意停留，也不刻意甩掉。這就是「投入」而後「深入」之道，也就是武俠小說裡面談到的「出神入化」的現象。只要大家都保持善念和正念，一直甩下去，就不會有瓶頸。

花錢買神通，不如扎扎實實去練功

許多年前，一位朋友興沖沖地跑來跟我說：「報上有個廣告，只要花三萬塊，就可以學到神通，你要不要一起去試試？」當時，三萬塊可是一大筆錢。

我搖搖頭：「我沒有三萬塊，我還是乖乖的練功；你學到了神通，再來告訴我。」

朋友得意的說：「哈！任你練功三年，不如我有三萬塊錢。」

過了一陣子，我見到他就問道：「神通練成了沒有？」

他搔搔頭不好意思的說：「師父說我業障太重，學不成神通，三萬塊泡湯了！」

該我笑了：「哈！任你有三萬塊錢，不如我老實練功三年。」

練功本來就是只能靠自己，包括平甩功的鍛鍊也是一樣，是從身到心，由內而外循序漸進的功夫，要順任自然，千萬不能急切，才能平步青雲，一步一步長進，每個人都有脫胎換骨的機會。

每個人因為體質不同，練習氣功的效果各有差異，但是只要肯撥出時間，跟隨教練所教導的動作按部就班的練習，不必多久，就能有所體會。如果每天能至少花半小時聚精會神的練習，身體自然會有很好的汰換；若能專心練習，持續一百天，效果更加明顯。這只有自己練了才能有所體會。

有些人身體一出現狀況，就習慣性地去打針、吃藥。殊不知，我們若想確保身心永恆的康泰，一定要針對目標，好好的鍛鍊自己，經過一段熬練期，熬出來的火候，才能產生汰舊換新的作用。所以現在看起來效果很慢的鍛鍊，其實才真正具有「快」的功效，否則囫圇吞棗，終至一事無成。古人云：熟能生巧，「使巧」永遠不能真正成熟，唯有「熟」才能「生巧」。

就像一位真正的企業家，生產一定講究品質，有的同業卻是為了求快不斷使巧，但是到最後賺錢的卻是這位真實不虛的企業家。現在我帶著學生腳踏實地的身體力行，目的就是鞏固這股落實的鍛鍊，從基礎的鍛鍊中，真正做好濟世救人的工作，進而達到永恆的喜悅。希望大家能以「平流緩進」為座右銘，落實鍛鍊，不急不停，完成我們「平衡世界」的使命。

調身、調息、調心

常有學生問我：「師父啊，怎樣才能修成正果呢？」或是問我：「怎樣才能修成善果啊？」我的回答很簡單：「只要一念正，念念正，最後就會修成正果；一念善，念念善，最後就會修成善果。」

所以在修行的過程，必須先做到三調，也就是「調身」、「調息」和「調心」。這三調是處處相輔、息息相關，且同時並進的。什麼叫息息相關？就是息與息之間，要能確實掌握。

「調身」是先要求身體保持中正、平衡，進而能陰陽調和、剛柔並濟。行動不可太快或太慢；即使快，要保持快而不急；就算慢，也要保持慢而不停。即便是有脊椎側彎的朋友，如果能夠有效的、正確的、自我期許的鍛鍊，並能注意身體中正與平衡，再慢慢的甩下去，自然就可以把脊椎側彎的現象漸漸調整過來。這就是一點一滴的從心智上、身體上、呼吸上、動態上下功夫，無論有形無形都在調整，它的力量超乎我們的想像。

「調息」就是調整我們的呼吸！呼吸的四大要領，是細、慢、長、勻。也就是細膩、緩慢、深長和均勻。

「調心」呢？當我們的氣息保持細慢長勻，調勻了以後，我們的身、心就容易調和起來，以致於身心合一，這一切都是「息息相關」的。

由於身體的動態保持中正平衡，再加上呼吸自然，我們的心自然就會跟著穩定與集中，進而產生意想不到的效果，比如人的思維能力、直觀，都在無形中大為增強，如此正統踏實地鍛鍊，就是老子所講的「無為而治」的高妙法則！

平心靜氣，自主自律

有位學生原本是飯店的大廚，平時工作繁忙，跟孩子相處的時間不多，難得回到家，孩子老是調皮搗蛋，此時他在廚房累積的火氣，就會爆發出來，忍不住打罵孩子，事後又感到後悔。

有的人是因為工作壓力過大，導致自主神經跟自律神經不協調，自主神經慢慢失調，到最後僅靠意志力勉強支撐，活得很累，說不定哪一天整個人就崩潰了。自主神經一崩潰，就會影響自律神經系統，慢慢問題出現了，最後變成神經病。所以，現代人有很多精神官能症的問題，其實都跟自律及自主神經有很大的關係。

修行就是要修出自我掌控的能力，如果我們自問老是控制不了自己的脾氣，這就表示，要在功法鍛鍊上更下功夫，加強自主神經的自律性。

以練習平甩功為例，當我們規律地甩著甩著，練到外在能夠自主時，內在自然就自律了。當內在、外在都能達到自主，亦即外在的動態規律和內在的靜態平衡，二者練到相互輝映時，就更進一步超越了自律現象；當我們可以自主的去平衡、協調，變得自律，相對的，我們的自我控制力就更強了！

換句話說，當我們有完美的自主能力，抗體、免疫力、能量都會增加，這種自主的能力，就能夠跟大自然結合起來，形成更大的能量，此種和大自然合一的感覺，也就進入「超凡入聖」的境界了！

無爲而治，空中生妙

現代社會的穩定性大不如前，尤其是年輕人和小孩子，通常都不夠穩定：如社會新鮮人頻繁換工作，不是抱怨老闆不賞識，就是抱怨薪水太少；有些孩子則是沉迷電動玩具，要他去辦正經事，卻是毛毛躁躁或丟三落四。

所以我特別提倡平甩功，因為它是一個平易近人的功法，以輕鬆自然的鍛鍊方式，保持心平氣和，不但能達到循環的效果，還能增加抗體，讓人的個性穩定下來。

平甩功有別於過去流傳一時的「甩手功」，因為那種甩手功，甩起來身體某些部位需要配合一些力道等條件，拿捏不當，恐會造成運動傷害，似乎無法適合所有的人來鍛鍊。平甩功卻是強調在輕鬆的擺動中，身心平正，並能維持規律的節奏，之後，我們的身心狀態就能和緩平穩，與大自然合而為一，產生不可思議的效果。

但是有些人練了好一段時間，完全沒有感覺，怎麼辦呢？這時就要反求諸己，隨時隨地反省一下。比方說，練習的時候照照鏡子，看看身體有沒有始終保持平衡？蹲的那一剎那，是不是維持規律跟自然？然後從外在形體的平衡與輕鬆的感覺，慢慢去關照內心，讓心裡的感覺和外在的動態能夠融會貫通，如此才能更上一層樓。

此外還要自問：練習的時間夠不夠？心態對不對？是天天練或是時常練？還是有時練？

其實只要每天確實鍛鍊，從身體的平衡、呼吸的律動、心境的提升都能漸次達到，到最後甚至能夠真正感受到無為而治、空中生妙的境界。

身息心靈行，無處不變化

以前有位小和尚，跟隨師父修行三年了，師父還是要他天天掃地，小和尚按捺不住，跑去請教師父：「師父，我什麼時候才能學功夫呢？」

師父回答：「你光是掃地都掃不徹底，還談什麼練功呢？」

小和尚強辯：「我明明掃得很乾淨啊！」

師父點破道：「你只是掃地，卻沒有掃心！」

在練功的過程，如果不能在突破心境上下功夫，功法是難以純熟的。以平甩功來說，動作簡單易學，男女老少咸宜。許多學生天天練功，不僅把慢性病練好了，連腫瘤也不見了。但是，練功不僅改善身體健康，連人的心性都能改變，這才是真功夫！所以當功法在推動心境提升時，千萬不要抗拒，順其自然的讓它提升。

舉例來說，有位學生是個急性子，說起話來有如打雷公，做起事來恰似急驚風，發起脾氣來更令人不敢領教，任誰都怕他。但是經過多年的鍛鍊，性子逐漸緩和，不僅懂得放慢語氣，也會為別人著想，大家都覺得他改變很多，也喜歡親近他了！

諸如此類的例子不勝枚舉。比如練著練著，發現自己變得更有耐性；本來心浮氣躁的，變得穩定了；經常發脾氣的，脾氣變好了；甚至心胸狹隘的，也變得心胸寬廣了，許多正向的能量不斷增強。

我經常告訴學生：「奇蹟是獻給相信的人。」只要相信功法，持久地鍛鍊，每個人都可以練出自己的奇蹟！這些就是「身、息、心、靈、行」的對應變化——從「身體」的穩定，進入到「息」的穩定，從「息」的穩定，進入到「心」的穩定，從「心」的穩定，進入到「靈」的穩定，再從「靈」的穩定進入到「行為」的穩定。

甚至到最後，不但是身心平衡，連運氣都改變了，凡事越來越順遂，令人深刻感受到「功」的力量實在是不可思議！這些功效都是學生們普遍的體證，值得大家親身驗證，共同來發揚老祖宗流傳給我們的瑰寶。

放下，就是當機立斷

有一次，一位廣播節目主持人跟我分享。他說本來兼了兩份差事，一做就是六、七年。可是，有一天他聽了我說的話，忽然問自己：「我未來的七年、十二年還要過同樣的日子嗎？」念頭這麼一轉，當機立斷，把疲於奔命的兩個兼差都放掉，每天確實將練功時間安排出來，好好地鍛鍊自己。大家都說他很笨，沒有為自己留後路，可是，當他專注在自我訓練、調養身心，進而能放得心甘情願時，反而時來轉運，整個人光彩亮麗，氣勢難擋，好運不斷，有更順心的工作迎向他來！

這個例子讓我們看到，當你放得乾淨，人就變得單純，自然也就覺悟了。「越不能放的人，越難以覺悟」，這就是我們講的修行與修養的觀念。

練氣養生，首先就是要學習放下和放鬆。如何放鬆？當然，就是要好好練功。放鬆能幫助我們放心，懂得放心，才能放下；能夠放下，自然又更加輕鬆。能夠放鬆、放心、放下，心情開朗，處事單純，自然所有的事情都平順了。

只要經過持恆的鍛鍊，可以從單純的動作，體證到規律的效果及重要性，進而了解人生的單一性，以及體證到單一的好處。

始終保持複雜的人，會越來越畏懼單一，因為他只要單一的時候，就沒有安全感，於是便用思維來取代當下的恐懼及慌亂。所以他必須不斷思維，才有可能始終維持他自己所謂的安全感，也因而導致複雜不斷增長；當增長到相當程度時，他的情緒便不穩定，憂鬱症、躁鬱症等這些精神性的疾病就逐漸發生了。

在單一的過程中，更能體證「放鬆」兩個字。讓身心兩方面都能放鬆。有一句話說：「適可而止，見好就收」。

所謂放下，其實就是當機立斷。當我們能夠當機放下，就能夠立刻斷然，您也更能體會到：當我們放得越乾淨，其實能拿得越多；而那些老是放不下的人，往往真的想拿的，卻又拿不起來了。

絕對的相信，就有絕對的行動

濟公活佛神通廣大，很多人都知道，所以來求濟公幫忙的人絡繹不絕。

有一天，來了一位病人。他的脖子上長了一顆好大的腫瘤，遍訪名醫都治不好，非常痛苦。他請求濟公幫忙，濟公就說：「不信我者不治！」這人聽了就說：「我百分之百相信活佛您的神力。」說完話，濟公當下叫他摸摸長腫瘤的地方，腫瘤竟然消失了！這人感激涕零，向濟公致謝之後興高采烈的離開。走著走著，順手又往長腫瘤的地方一摸，發現腫瘤竟然又出現了！

這人回頭去找濟公，問濟公為什麼會這樣？濟公告訴他：「你第一次撫摸是相信，第二次再摸是存疑，所以才會復發。」

相信和行動是相對應的，絕對的相信，一定伴隨著絕對的行動，這才是真正的相信。嘴上說相信，行動老是配合不上，那麼就是選擇性的相信。比如，有的人是想練才練，不想練就信心全失了。就好像很多人入了宗教信了神，無論是信哪個神、哪個宗教都一樣，需要時才來拜神，不需要時又回到自己，按自己的想法和慾望做事，這個需要就永遠在自私上打轉，永遠落入矛盾的輪迴，最後，人終究因此而墮落。

所以，一定要找對目標，立定志向，絕對相信，不改初衷！不要做一個反覆無常與迷信的人，要將相信的力量擺在對「道」的追求上。相信什麼呢？相信師父，相信功法，相信自己，必然會找到真正的道！

稍微虛心，小有所得；非常虛心，大有所得

有一天，一位六十多歲的學生，拿著她的國畫作品給我看，她淚眼婆娑、充滿感激得說：「我有糖尿病，以前眼睛都快要看不見了，現在卻可以穿針線，製作小吊飾，還可以去學習畫國畫，真是太感激師父了！」

十年前醫生說她的骨質是七十幾歲的骨質，來梅門練功一年後，骨質恢復到五十幾歲；練功四年後的今天，醫生告訴她，她的骨質已恢復到三十幾歲！而她服用二十年的各種藥物，也都完全停用了。

這位師姐說，剛來時，那些別人覺得簡單的動作，對她卻是猶如天方夜譚，但是她虛心學習，終於一步步做到了，現在也已經練到太極拳班了。而且只要道場一開放，她就來當義工，不僅幫忙廚務，還

跟大家分享她的練功體證。看到她的進步，多麼令人喜悅！

虛心才可能有源源不斷的知識進來。人常會自以為觀念已經非常正確，就懶得聽人講話，甚至會有搶話的現象，這時智慧就停止成長了。一個真正虛懷若谷的人，其心胸是不斷打開的，當裝得差不多時，再放開一點；覺得好像已經夠滿了，再放開一點；覺得已經非常充實、所有的理念都正確時，仍繼續把心胸放開，放到像天那麼大、像地那麼大、像海那麼大。

一個人要想提升自己的靈性，就要繼續放開，不管聽任何人説話、講課、研究事情，都要秉持著虛懷若谷的心境。所謂學海無涯、學無止境。稍微虛心，必小有所得；非常虛心，必大有所得。人一虛心可容納一切，以及融會一切，才可能成為真正的高手。

這位師姐不僅以虛心讓自己恢復生機，更是靠她練出來的「感恩與回饋」的心，讓自己真正重生！虛心和感恩，往往是搭在一起的。

虛心的人，容易感動，也容易學到東西，並能以感恩的心為別人著想。

人生不能一直「要、要、要」，老想著自己。而是要經常思量自己能給別人什麼？能回饋什麼？所以，把自己忘了吧！隨時隨地想著別人，反而更能夠感受到自己是個有用與有價值的人，從而活出新的生機來。

飲食習慣是導致身體病變的一大原因

我從小吃素，也一直鼓勵學生素食，因為吃素的好處太多了。比方説，植物大多向陽，自動吸收天氣和地氣，一個從上面往下面吸收，一個從下面往上面吸收，經過陰陽互動一調和，它就欣然茁壯了！植物直接吸收天地的靈氣和精華，所以，吃素等於是直接、間接吸收了天地的靈氣，可以養生益壽！

最近幾年發生的一些瘟疫，比如SARS、腸病毒、禽流感……等，都是從動物身上傳出來的病菌，這就是給人們一個警惕，告訴大家現在不能再吃動物了！為了滿足人類肉食的慾望，許多動物被餵以不當的成長激素，造成動物的病變，以及病毒變體的出現，所以人們要儘早素食為妙。

生病的朋友，如果想要調整自己的體質，改變飲食習慣非常重要，因為很多時候，飲食習慣正是導致我們身體產生病變的一大原因。

許多醫師也在探討這個問題，而且很多現象已經得到確切的答案。比方說，吃肉會使我們的體質呈現酸性，癌細胞特別喜歡，因此吃肉反而壯大癌細胞；但是吃素後身體會呈鹼性，可以壯大好細胞。所以，調養的重點應該放在關照好細胞上。只要能不斷地提升好細胞的作用，不用刻意殺那些壞細胞，他們自然會相形見絀！這才是真正的醫療境界。

面臨病菌反撲、瘟疫不斷的時代，人人都應該修煉自己，而素食是修煉的超級搭檔。「修」就是「修正」，用修的原理讓我們裡外合一。

一則是在生理狀況上修正，也就是透過不間斷的功法鍛鍊，調整我們的身體狀況，等到調整平衡了，一旦攝取到油膩的東西，生理就會產生排斥，感覺難以下嚥，自然就會素食。

還有一個就是在心境上的成長，等心境細膩到一個程度，定力增加，自然就會素食。我們在教功法的經驗裡經常碰到這樣的體證和例子，只要好好鍛鍊，身心一結合，自然就會想要素食，也就開始進入修行的殿堂了。

素食有勁，解毒力強

有些人對素食猶豫不決，乃因對素食的營養不夠了解。科學家曾經以狗為實驗，把狗分為兩批，一批從小餵牠們吃素，一批從小餵牠們吃葷，後來發現，吃素的狗適應後，他們的體力、耐力、健康程度跟壽命，全都超越吃葷的狗。

還有一次，科學家把一群狗帶上太空，當他們到了空氣稀薄的高空時，有些狗慢慢變得很沒勁，張著嘴拚命流口水，兩眼無神，鼻子乾燥，懶懶的趴在地上；可是有些狗卻適應得很好，若無其事，精神抖擻。後來一分析，發現那些精神特別好的，竟然都是吃素的狗！

現在幾乎沒聽說有人因為營養不良而上醫院，大部分人的毛病反倒是因為營養過剩。所以大家儘可放心，吃素只會讓大家更健康，只要懂得怎麼吃，就能營養均衡。

此外，素食者的解毒力強，在現今毒素充斥的時代，大家一定要正視這個問題。比如說，現在許多國家都在興建核能，如果有一天發生核戰，或是核能外洩，有一個現象會出現，那就是素食動物受到的影響要比肉食的動物少。為什麼呢？科學已經證實，肉食會產生酸性體質，而酸性體質對毒素的排解能力比較弱。

再舉一個簡單的例子，這也是天機。我們看到動物吃到有毒素的東西，很容易就死亡、癱瘓、麻痹，可是如果把毒素加在植物身上，植物反而長得特別漂亮！以農藥為例，人吃了農藥就完了，動物吃了農藥也完了，但是大家有沒有想過，為什麼植物吃了農藥卻是長得特別肥沃？原因就是植物不但能分解毒素，還能讓自己更強壯。

我們完全吃素的人，化解毒素的能力會比一般葷食的人要強得多；再加上天天練氣，更能將食物消化完全，養分吸收更徹底。從練功的師兄姐身上，就可感覺到他們的身體無一不是越來越健康的。

古人說，天機不可洩漏，但事實上，在這宇宙之間，天機已然洩漏，就看我們每個人的細緻層面是不是能夠捕捉到罷了。誰能夠捕捉到，誰就能夠洞徹天機！

建立無形的力量：立德、立功、立言

天地宇宙如同一個大唱盤，上面記錄了人類所累積的「業」，有善業，也有惡業。我們每個人都有一個屬於自己的唱盤，我們所有的「業」——思維、言語，一點一滴都已經輸入在唱盤裡。這是一種無形的力量，是隨時累積且清除不掉的。要想讓唱盤變得乾淨，只有一個方法，就是讓好訊息蓋掉不好的訊息；也就是必須重新輸入善的思維與言語，才有可能洗掉原來惡的記錄。所以我們必須在「立德」、「立功」和「立言」上多下功夫！

「立功」就是身體力行，好好練功，好好做事，也就是做應該做的事情；「立言」就是說好話，說讚頌勉勵別人的話；「立德」就是思維要端正，以致於行為也是正的，不然無德可言。

中國歷史上有位高人，在立德、立功、立言上是個當之無愧的好例子，那就是大舜。當年唐堯要找有道行的高人，把帝位讓給他，四處考核之後，選出了以孝順聞名的大舜。

據說大舜的母親早逝，後母個性潑辣。同父異母的弟弟心腸狠毒，經常設計陷害他，然後向母親誣告，於是後母對大舜百般凌虐，還在他父親面前嚼舌根，使得他父親也誤解大舜。大舜若是活在現代，遭受如此待遇，可能人格會發生偏差、走極端。但是大舜除了每天對弟弟循循善誘，還事事以身作則，並且每天謹慎防範他們的陷阱，更可貴的是他的內心沒有怨，真正做到立功、立言、立德的最高境界。

唐堯相信，以大舜如此的品行絕對能擔當大任，於是請他來繼承皇位。果然大舜當皇帝之後做得非常好，原因就是他繼續把握三大原則，一是循循善誘，二是以身作則，三是防範別人對他設下的陷阱，而且內心沒有絲毫怨恨，所以他能勝大任。

我們從堯舜的例子可以悟出一個道理：任何想提升到人生最高境界的人，除了腳踏實地的練功，以求得健康的身體之外，更要在心境上訴求，確實做到立功、立言、立德。我經常告訴學生，「思想要正、方法要正、行為要正，最後才會有正果。」換句話說，「我們要思善、法善、行善，最後才會得到善果。」但是有的人秉持善念，方法不一定善，最後就不一定會有善果，這是很可惜的事！還有人思不善，卻拚命想得到善果，更是枉然！所以想要得到善果，要靠大家一起來努力，行社會公益之事，也就是做真正對大眾有益的事情！

自助而後天助

曾聽過一個故事：有一艘船在海上遇到暴風雨，船翻了，船上所有的人都落難；其中有位虔誠的教徒，他扶著一塊木板，遙望著天。有艘救生船划了過來，船上的人向他伸出手，「來！我來救你！」這位教徒擺擺手說，「不用了，主會來救我，不用你救。」於是這艘救生船開走了。

過了一會兒，來了第二艘救生船，船上的人呼喊著他，「快點！我們來救你！」他搖搖頭，「不用了，主會來救我，不用你救。」於是第二艘救生船也開走了。

最後，這位虔誠的教徒終於淹死了。他到了天堂，一見到上帝就問：「主啊！我一生都非常虔誠，對祢堅信不疑，為什麼祢要讓我淹死？」上帝回答他說：「我指引了兩艘船去救你，你卻拒絕被救呢！」

俗話說「人必自助而後天助」，天下道理皆同。有些人因為有虔誠的宗教信仰，而對生活中的實際事物、人際關係不以為意；甚至有些人完全忽略身體的鍛鍊，認為軀殼為假，毋需在意，到最後精神被身體拖垮，非常可惜。

古人說「功不可沒」，意思就是，人生在世，不管做什麼都不能沒有功，都要下功夫。「功」的定義廣泛：琴棋書畫是「功」，衣食住行是「功」，敲打念唱也是「功」，無一不是「功」。這一生中，沒有人不練功，天下事也沒有不下功夫而能建功的。所以今天有緣讀到這本書，就不妨一起來探討「體證」方面的功。

有些宗教人士，明知練氣功對身心有益，卻礙於規範，而放棄簡單又有效的鍛鍊方法。其實，任何宗教都強調平等性、平常心，何妨以此來看待練氣功這件事情？甚至可以把練氣當成一種運動，如同跑步、游泳、散步、打球，這些都是運動，只不過練氣是更平易近人、對人身心更有效率的運動，而且它沒有年齡、時間與空間的限制。當我們以平易的心境接觸氣功就會發現，它至簡至易，而且經過鍛鍊後，可產生至大至剛的能量，絕非一般人認為的異端。當然我們也很體諒，有人不經考究傳了一些容易出問題的功法，使得有心學習氣功的人受到影響。

有些人說練氣會走火入魔，但仔細一想，哪怕是最簡單的運動，都可能造成運動傷害，嚴格來說，這不也是一種走火入魔的現象？然而令人放心的是，平甩功通過無數次人體科學實驗，百萬人體證它的好處，不但無人練出毛病，也不會造成運動傷害，更遑論走火入魔。我們推廣的目的並無所求，只是關心社會民眾，希望幫助大家活得更健康、更快樂、更幸福。

有道是「修性不修命，此是修行第一病；修命不修性，萬劫能逃難超生。」真正的修行，一定要身心並進、內外兼養。每個人的這一生都在修。政治是修，文化是修，教育是修，宗教是修，無一不是修，開一部車子還是要修，用各種機器早晚都得修！修行是修，修道是修，修養是修，天下人都在修。修到最後自然有「功」，積功日久自然有「果」。希望大家沒有宗教之別，摒除偏見與私見，杜絕比較之心，一起來修，也一起來找到究竟之果！

鍛鍊篇

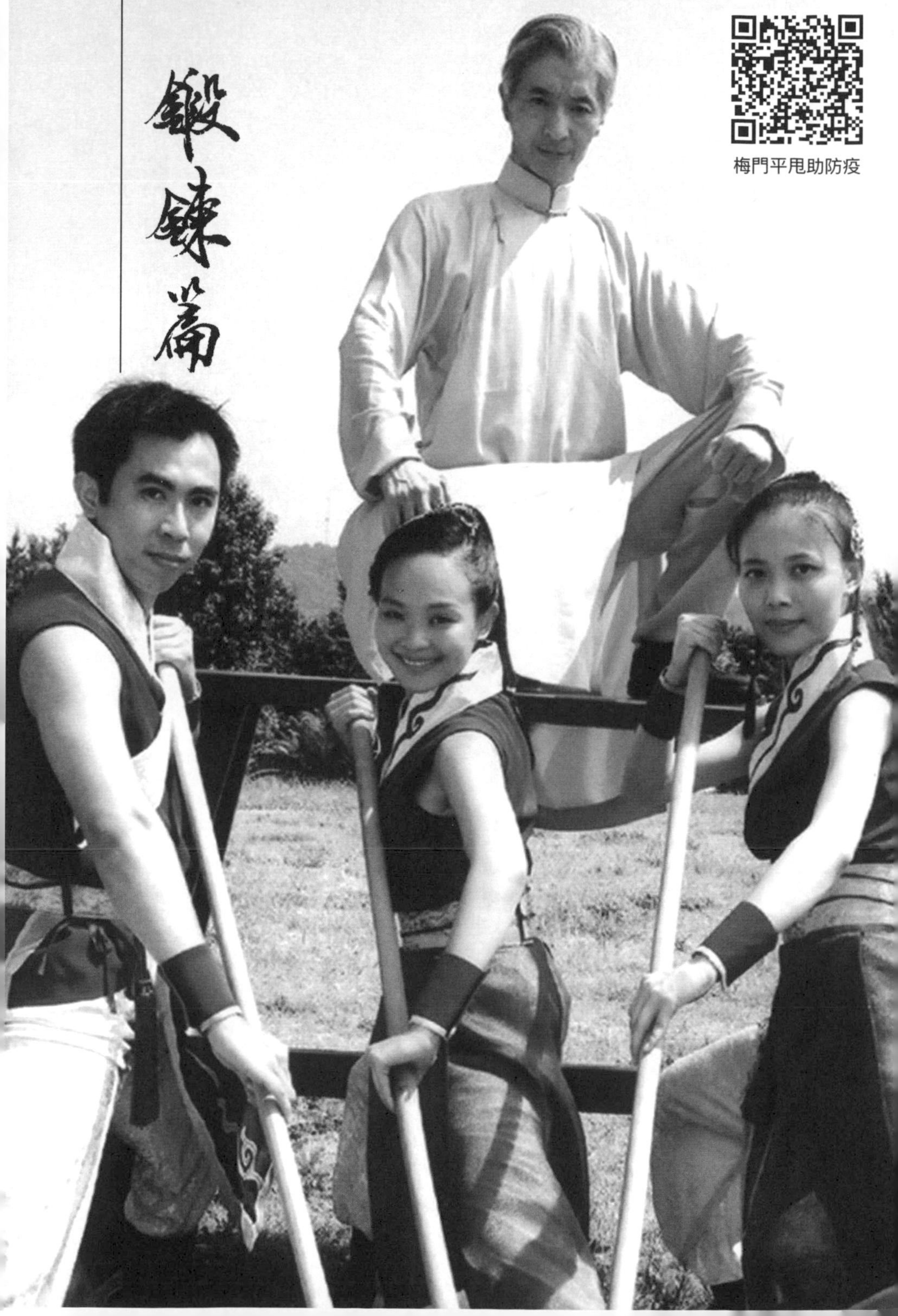

梅門平甩助防疫

■平甩功動作說明

1.雙腳與肩同寬，平行站立。

2.雙手舉至胸前，與地面平行，掌心朝下。（圖一）

3.兩手前後自然甩動，保持輕鬆，不要刻意用力。（圖二）

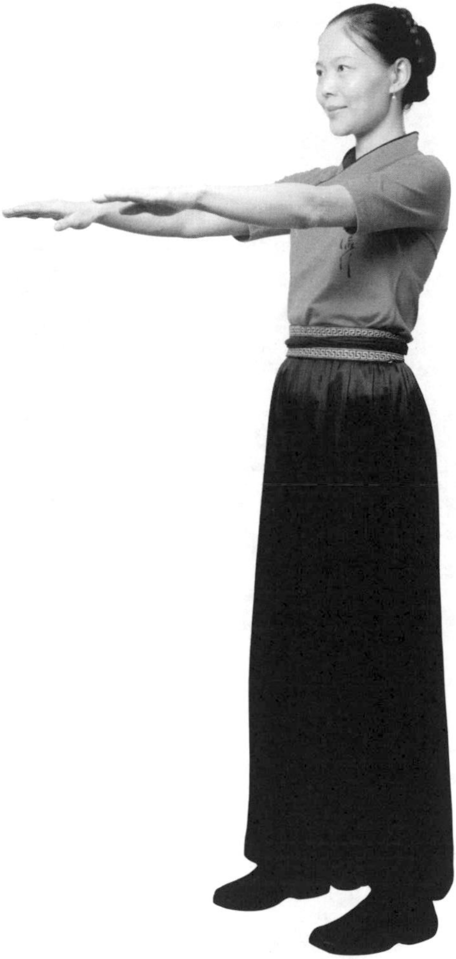

圖一

4.甩到第五下時，微微屈膝一蹲，輕鬆的彈兩下。（圖三）

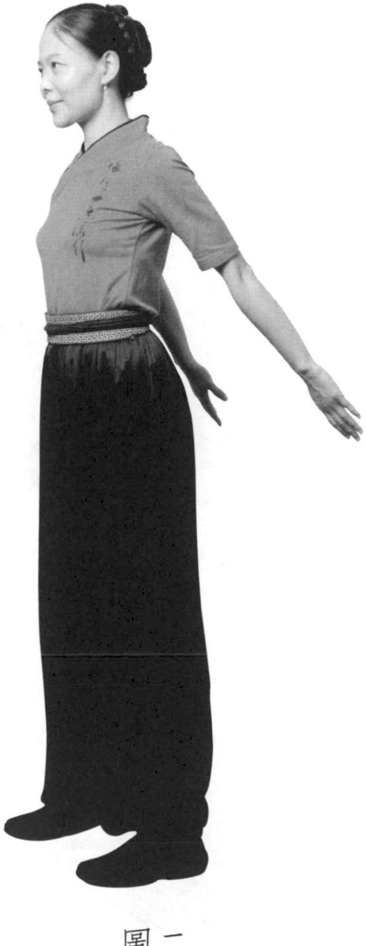

圖二

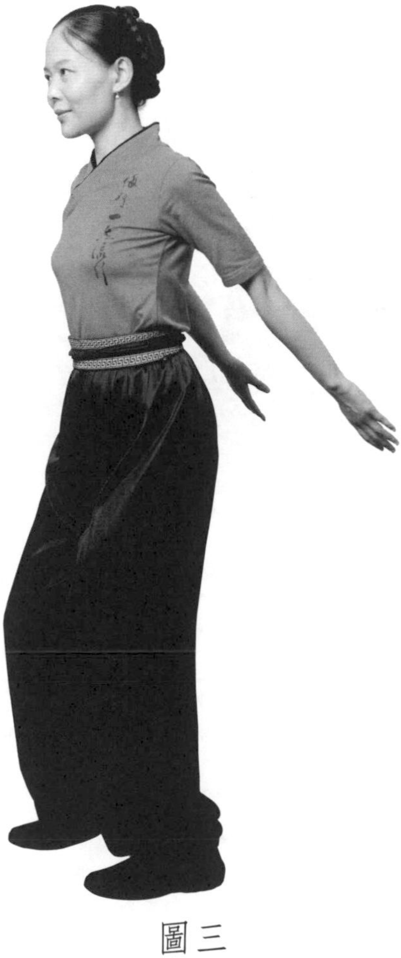

圖三

5.坐式平甩功原則如上，但省略屈膝的動作。請見圖四、五、六、七。

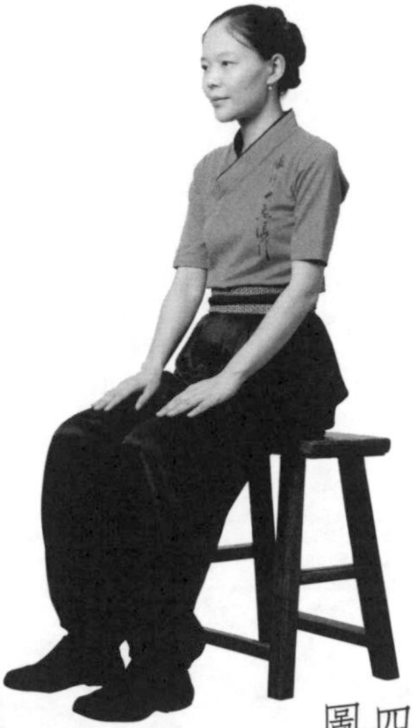
圖四

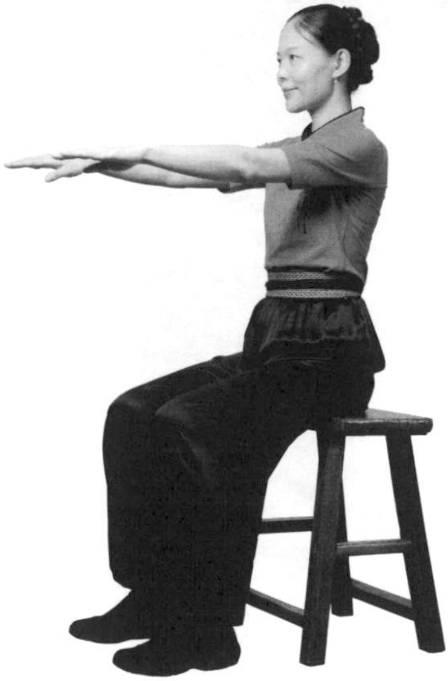
圖五

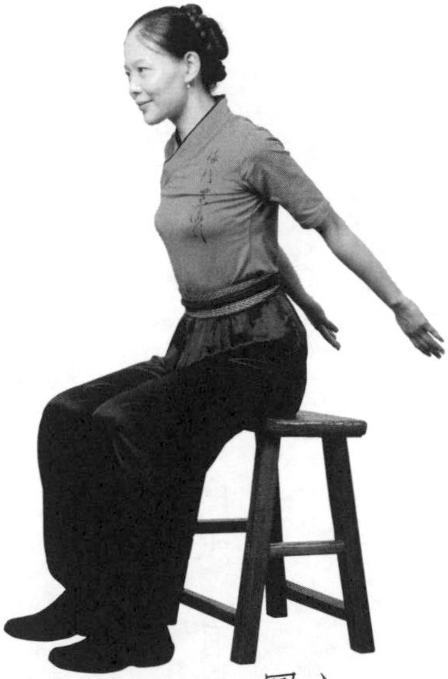

圖六

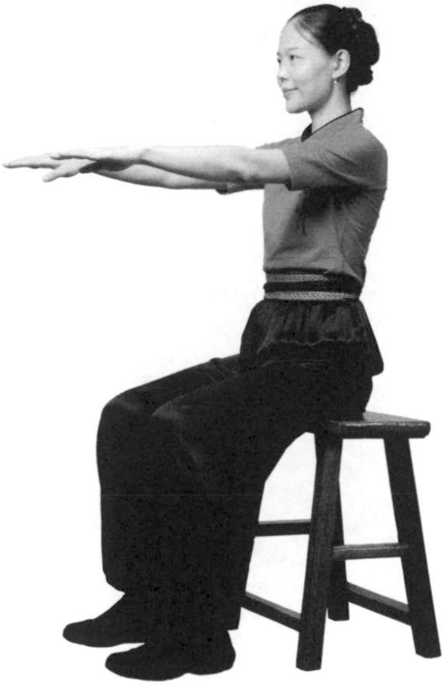

圖七

■注意事項

1.培養「不取巧、不求快、不貪功」的心境。
2.腳踏實地，呼吸自然。
3.保持身形中正，左右平衡。
4.雙手始終擺平，微微舒指，高度不過肩。
5.速度和緩，保持規律。
6.蹲時膝蓋保持彈性，視個人放鬆狀況，可高蹲亦可低蹲。
7.每回至少甩十分鐘（約五百下），一日甩三回。若能一次持續甩到三十分鐘以上，效果更好。
8.練完之後，慢慢喝杯溫開水，有助氣血循環、氣機穩定。

■進階問題與解答

問：平甩功每天要練多久？

答：每日練習三十分鐘足以保健，若有慢性病或重病，則需增加練功時間，保持「不取巧、不求快、不貪功」的心境，只要有體力、有時間就要練！

問：可以一邊看電視一邊練平甩功嗎？

答：看電視當然可以練，但是練功最好不要看電視，專心練習效果會更好。

問：練平甩功一定要吃素嗎？

答：平甩功人人都可以練，吃葷的人更要練，如此才能把肉類食物殘留在體內的毒素排出來，所以練功加上素食，可以事半功倍！

問：平甩功真的可以祛百病嗎？

答：「百病皆因氣逆」，氣不順、氣不通，就形成各式各樣的病，所以，要強化我們的根本——即自身的免疫系統，就要在循環力、排除力、補充力以及平衡力，這四大力量上加強訓練，平甩功正是達到這個效果最好的功法。所以，只要方法正確，平甩功可調已病、治未病。

問：平甩功會產生自發動的現象嗎？

答：每個人體質不同，並非所有人都有此現象，所謂「自發動」絕非「自己動」，也非「刻意求」，而是透過正確的鍛鍊，氣機自然調整身體。

平甩功規律、和緩，不以意導氣，也不靠冥想，完全腳踏實地，以有節奏的甩動帶動全身放鬆與心境平和，因此，氣動現象較少；而且，當身體越來越好時，自發動的現象也會越來越少。

問：平甩功真的可以練到心裡去嗎？

答：平甩功可以帶動全身循環，讓我們身體保持健康。一個健康的人，心情開朗、樂觀，思考正向，待人處世均可應付裕如，也易與人協調，所以心境會變得快樂。

問：李師父說：「練功、素食和發願是身心健康的三要素」，請問「發願」是要發什麼願？

答：發願就是助人。當我們把別人看得比自己重要、處處為別人著想時，不但會忘掉自己的痛苦，而且更能心懷悲憫，情緒自會穩定平衡。所以「發願助人」是健康的重要元素。助人要以對的方法來幫助需要的人。所謂「對」的方法，就是要符合公益的原則，也就是幫助到最後是希望對方自立自強，進而一起來幫助其他的人，是「己立立人」的道理，而不是幫到最後，自己疲於奔命，還讓對方產生依賴的心理。

問：這輩子，是不是練這一招平甩功就夠了？

答：平甩功可以練一輩子，但這輩子並不是以夠不夠來看。人的一生都在學習，不是學得夠不夠，而是有沒有學到根本與精髓。當一個人停止學習時，就是老化的開始。

平甩功是養生鍛鍊的基本功，以此為根本，進而探究老祖宗博大精深的修養精髓。這一步步的學習，最可貴的是有明師指引，以及結交同好共修和提攜，進而凝聚更大的力量，一同為人類的和諧而努力。

問：平甩功可以練到什麼程度？

答：我們醞釀什麼，就得到什麼；累積什麼，就得到什麼！平甩功能讓我們得到健康的身體、快樂的心靈、高深的修養……，前提是我們得老老實實的鍛鍊，不斷地累積正面和善良的力量。平甩功對人性的提升永無止境，它將為每一個人開啟充滿智慧的人生。

問：在家練習平甩功是不是就可以了？還要來道場練習嗎？

答：在家是「練習」，來道場是「學習」。正派的道場要符合幾個條件，第一，教的方法正確；第二，有專門的老師給予清楚的教導和指正；第三，結交更多共修的好伙伴，大家一同鍛鍊，容易克服惰性，提高行動力；第四，道場的氣場好、氣氛佳，練起功來效果與體會更快。因此，來道場拜師學藝，是有必要的。

問：我可以教別人平甩功嗎？

答：大家要特別注意，當練習平甩功還有不順暢、不協調的感覺時，就不要輕易地教別人。總之，最好密切鎖定我們公益平甩教學的時間，直接學習教練的標準動作、訣竅和觀念，才不容易有偏差。

■百日築基記錄表

每天練習平甩功至少三十分鐘，持續三個月不間斷，是為「百日功」，意在「百日築基」，奠定穩固的修行基礎。經過一百天的鍛鍊，身體也會有很大的汰換作用。您可以利用以下的記錄表，提醒自己完成百日功。（請放大影印使用）

第________天記錄表

___年___月___日；練習時間________分鐘

身體反應	
心理狀態	
飲食狀況	
睡眠品質	

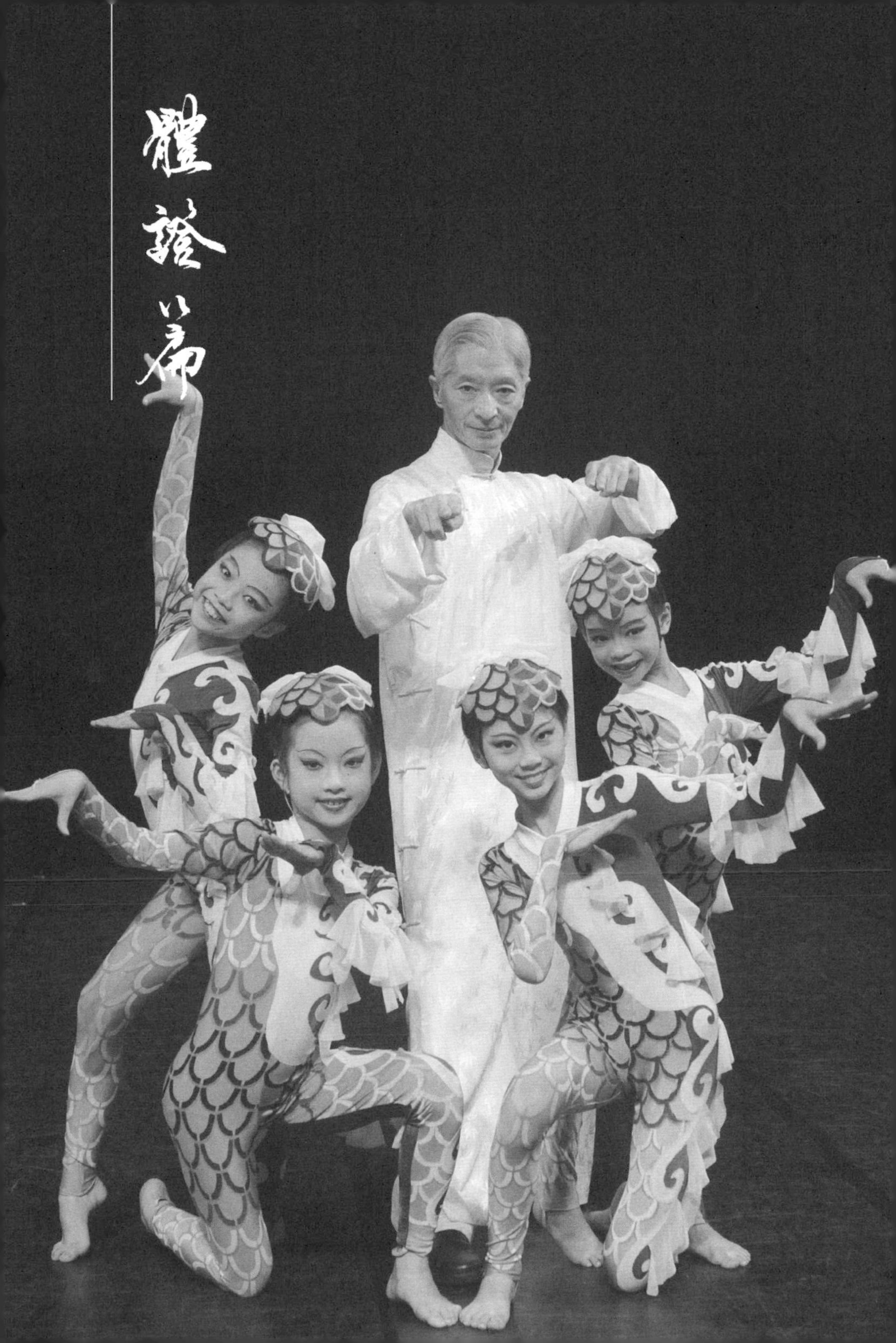

我要活下去
——乳癌患者的心路歷程

姓名：曾苡萱
年齡：民國五十三年次
職業：家庭主婦
健康元年：二〇〇六年
練功之前：乳癌四年復發三次，轉移到胸骨、淋巴、肺部。
練功成效：癌症指數和外貌恢復正常，精神體力更好，找回生命尊嚴。

晴天霹靂，生活變調

八十九年七月，正當為女兒慶週歲，沉浸在滿足、喜悅之際，忽然左邊乳房陣陣抽痛、灼熱難耐，經過檢查證明為惡性腫瘤。一夕之間，烏雲罩頂，愁雲慘霧！第一次醫師採局部切除。並表示已經處理得很乾淨，但是經過三十多次的放射治療後，體力一蹶不振、氣息羸弱。

兩年半後，發現左頸部長出約半顆雞蛋大的腫瘤，證實是與乳房相同的癌細胞。醫生建議切除全部乳房，並再做化學治療。我別無選擇，一切聽從醫生指示，切除後傷口很大，我既痛苦又沮喪，萬念俱灰。

療程結束後繼續追蹤。每次回診總是忐忑不安，檢查的數據掌控我的情緒。報告正常則暫時鬆口氣；若有異常便覺人生黑暗、生活悲慘、毫無生機。

再度復發，無藥可醫

五年存活率是個可怕的魔咒，因為一年後，病情再度惡化，剛開始覺得脊椎疼痛，慢慢加劇，從胸口、頸部、後背痛到上半身幾乎癱瘓；不停歇的痛，日夜折磨、撕裂我的心。最恐怖的是中間胸骨突起，兩邊凹陷，數度檢查才知癌細胞已轉移到胸骨淋巴、肺部，且胸骨已被癌細胞嚴重啃噬，長了許多腫瘤。

心如千刀萬剮！四年復發三次，一次又一次的重擊，意味著生命已被推至盡頭。為了活命，採用注射和口服雙重化療藥物治療。

第一次化療後，白血球驟降到四百，高燒不退，轉入隔離病房。我感覺生命已近尾聲，或許出不了醫院了，但是心繫年幼的小女兒，絕對不能讓她失去媽媽！而我也還年輕，要做的事、行善的願都還沒實現，就要抱憾而終了嗎？不行，我一定要活下去！

奇蹟出現，脫胎換骨

感謝上蒼聽見我的吶喊，在書局看到《李鳳山平甩功》，仔細閱讀體證實例，一股強大的力量震撼著我，激發出心中強烈的求生意志。

此時我已經做了六次化療，被折騰得剩下半條命。頂上無毛、牙齒受損、水牛肩、月亮臉、大象腿，坐不下去又站不起來。兩眼無神、手掌發黑，手腳指甲鬆脫，指間流出惡臭汁液，聞之令人作嘔。身體腫得像氣球，舉步維艱，有如活在人間煉獄，悲苦慘絕，尊嚴盡失。

衷心感恩，發願救人

我明白只有徹底從心修正，修善積德，才能改變困境。練功一個半月，排山倒海的排毒反應——咳嗽和疼痛加倍——讓我體驗到平甩功的神奇力量。三個月後手掌恢復正常膚色。半年後，全身水腫消退；之後，一次又一次的換勁，就像荊棘裡的蝴蝶歷經災變，遇救脫劫迎向光明。

過去的生不如死是考驗，老天爺藉著病苦來磨練我的心志，考驗我的勇氣。感謝李鳳山師父的再造之恩，讓我找回生命的尊嚴，我將以自身的抗癌體證，跟著李師父幫助更多的人離苦得樂。

李鳳山師父修養心法

絕症，就要以「絕正」來對治。做人要絕對的正，正念、正觀、正法、正信、正行。

回想這段人生路，雖然走得辛苦，但終究走過來了！李師父說：「平時要鍛鍊，病痛是考驗。」我以前就是性子急，才會累積過多的壓力，以致不堪負荷。此後將秉持師父訓誨，凡事注意節奏，德性自能蒸蒸日上——這就是「正行」！

死裡逃生

——槍擊案受害者的真情告白

姓名：易京平

年齡：民國六十四年次

職業：幼教服務

健康元年：二〇〇二年

練功之前：遭遇意外槍擊，肝、肺嚴重撕裂，左腎破裂。

練功成效：十天下病床，十四天出院，一個月後完全復原。

生活中有許多事情，有些我們想記卻記不住，但也有一些是我們想忘卻忘不了！

多年前我是一位媒體工作者，因為工作的關係，比一般人有更多機會看到許多生命起伏的精彩故事。我喜歡當觀眾，可以欣賞而不用負責，但三年前我卻無意中當了主角，不管心中多麼不願意，我都得演下去，因為不演，我的生命恐怕就無法延續了……

生死一瞬間

當年，因為製作節目，我邀請李鳳山師父訓練的教練上電視教授氣功，我也跟著從旁學習平甩功。就在練習三個多月後，我的生命遭受前所未有的衝擊，儘管生命的故事看得比別人多，但也絕對不會想到這樣的事情會發生在自己身上。

就在二〇〇二年三月初春的早上，在上班途中，我遭到槍擊，第一槍打穿腹部，在還來不及反應時，歹徒又開了第二槍，打穿我的胸膛。當時完全不知道痛，只覺得無法呼吸，一口氣喘不上來，心中很害怕。三十幾歲的人生實在太短了，我還有很多理想沒完成，就這麼走了嗎？我不甘心，我不想死……

但生死豈能由人決定？不到十秒鐘我終於倒下來，就躺在自己的血泊當中。在倒下的時候，眼淚不由自主的流下來，難過的是生命即將結束，但我的心更酸，爸媽年歲已高，他們怎麼辦？

正確呼吸的奇蹟

就在這個時候，我的腦海閃過一個畫面，不是菩薩，不是耶穌，而是每個禮拜來教氣功的梅門教練，耳邊似乎聽到她在教我怎樣吸氣、怎樣吐氣：慢慢吸……，慢慢吐……，慢慢，慢慢……。奇蹟真的發生了！躺在血泊中的我，慢慢、慢慢地爬起來，拿起大哥大撥了一一九，告訴救護車我在那裡，之後又打給三立電視台跟 TVBS，緊接著又打給朋友，告訴他是誰開槍殺我。

救護車將我送到醫院，發現我的肝與肺嚴重撕裂，左腎破裂，手術歷時十一個小時，換了將近三千CC的血液，醫師說已經盡力了，接下來就看病人的造化。這時才是我與死神搏鬥的開始，我一直告訴自己，我不能死，也不會死，我一定會再站起來！

經過兩天一夜的煎熬，我終於醒來，恍如隔世。

珍惜生命，發願助人

治療中，醫師要我注意呼吸，李鳳山師父也來看我，教我如何調息。十天後，我就可以下床，也試著練平甩，雖然有點辛苦，但想要活命還是得練。第十四天就出院了！出事的一個月後，我回公司上班，同事們都很驚訝，這麼大的意外事故，怎麼這麼快就恢復了？就連我自己也覺得不可思議！

從鬼門關走一圈，更加珍惜生命，我趕緊到梅門練功，調養身心，至今身體已無大礙。感謝李鳳山師父傳授的養生氣功，讓我的身體康復得這麼快，我要告訴大家這麼好的東西，也願意和李師父一起來幫助所有需要幫助的人。

李鳳山師父修養心法

以穩定駕馭環境

佛陀說：「人之生死只在一吸一呼之間。」李鳳山師父也說：「正確的呼吸就是生命。」我在生死那一瞬間，依循李師父傳授的呼吸方法，讓自己穩定下來，奇蹟眞的就降臨在我身上。

絕處逢生
——克服頸動脈阻塞併腦中風

姓名：鄧定華

年齡：民國四十九年次

職業：前華視新聞部採訪組組長、國際新聞組組長、節目中心主任，前台灣宏觀電視總監。

健康元年：二〇〇三年

練功之前：右側內頸動脈阻塞併腦中風，病發倒在路邊；左側血管狹窄。

練功成效：右側內頸動脈完全復原，左側狹窄部分接近復原；睡眠佳，思路清晰，脾氣變柔軟，耐力及執行力與日俱增。

二〇〇六年一月十六日，是我這一生永遠不會、也不能忘記的日子。這天我在健康上遭遇重大的挫敗：昏昏沉沉地倒在路邊，幸虧善心的店家老闆急電家人趕到現場，將我緊急送到醫院。

頸動脈阻塞併腦中風

可是，診斷的結果卻讓人憂心不已，「右側內頸動脈阻塞併腦中風、左側血管狹窄」。醫院建議開刀移除動脈裡的阻塞物，我婉拒了。但濃濃的憂愁纏繞不去，委實不知什麼才是正確的選擇。

一位醫師摯友附耳告訴我：「定華，你一定要站起來！」「我正值壯年，過去十八年，每天工作十二到十四個小時，從不知累為何物，怎麼可能倒下呢？」我躺在病床上，心中暗忖。

這一年農曆春節前，我在醫院住了八天。

面對這不易治癒的病症，能維持現狀就算運氣不錯，可是我一定要重新站起來，有誰能幫助我呢？想到這裡，很自然就想到我的師父李鳳山，此時此刻，唯有求助師門！

一月二十一日晚上，我請同事打電話向饒懷英師姐說明狀況，張月英師姐與馬成蘭師姐隨即趕來探望。因為我已經躺了五天，雙腿無力，月英師姐隨即教導伸展及配合呼吸的功法，我反覆練習後，腳變得較為有力，她們也提醒我要練平甩功及吃素。

規律的練功，打通頸動脈

隔天，我就開始坐著練功，三天後我出院了。回家後每天站著練習平甩功三次，每次三十到四十五分鐘，練功第二個禮拜，我的頭頂與後腦長了四顆癤子，又酸又痛、既痳且癢，兼腫脹難受。但是規律的練功，讓我有重獲新生的喜悅。

我右半邊頭頂與後腦，有氣衝拍打的現象，力道十分強勁。五月，回醫院做核磁共振檢查，主治醫師看著報告說：「好奇怪，通了。不過，左側還是狹窄。」十二月複診，醫師指著片子說：「右側內頸動脈完全復原，左側狹窄部分，下半段接近復原，上面還有些狹窄，好奇怪！」這段期間，頭部仍陸續長出像米粒大小的紅色癤子，前後將近二十顆，但酸、痛、麻、癢、脹的程度，比以前略輕。

我每天勤練平甩功，並選擇均衡營養的素食，已近十四個月，精氣神達到過去十八年來最好的狀態——睡眠無夢、既沉且甜，思路變清晰、周詳，記憶力增強，剛硬的脾氣變柔軟，處事掌握原則但不執著，能隨遇而安，勤奮、耐力及執行力也與日俱增，身與心皆持續成長。

絕處逢生，邁向健康與智慧的道路

當然，在邁向健康與智慧的道路，我仍感才疏，深知行百里者半九十，不到最後，尚難輕言成功。也更深悟麥克阿瑟將軍所言：「真正的偉大是單純，真正的智慧是坦誠，真正的力量是謙和。」

單純的平甩功，給予我生生不息的生命力，李師父助人無數的坦誠、不居功的謙和，不但讓我絕處逢生，還有能力開創全新的未來！

李鳳山師父修養心法

信念，是最好的醫生。

我個人晦暗的二〇〇六年，藉由單純、規律的平甩功，轉化為朝氣蓬勃的一年，我不但身體比以前健康，心智更持續成長，十分感謝李鳳山師父與梅門的師兄師姐們！

束手無策的護士媽媽

——過敏兒的長期抗戰

姓名：藍景渢
年齡：民國五十九年次
職業：護理人員
健康元年：二〇〇二年
練功之前：經常感冒，擔憂孩子而變得神經質。
練功成效：很少感冒，瘦身成功，心情愉快。

姓名：黃欽賢
年齡：民國八十四年次

職業：小學生

健康元年：二〇〇二年

練功之前：經常感冒併發中耳炎

練功成效：精神充沛，注意力集中，讀書更專心。

姓名：黃薀宗

年齡：民國八十六年次

職業：小學生

健康元年：二〇〇二年

練功之前：嚴重過敏和氣喘

練功成效：發作次數減少，靠練功恢復正常，不必用藥。

我曾是一位專業自信的護理人員，在內科加護病房服務多年，處理各種內科急症都泰然自若。但是在當了媽媽之後，一切都改觀了。

面對過敏兒，束手無策

小女兒蘊崇自出生開始，每個月都要看小兒科，每年都要住院，診斷從細支氣管炎到支氣管炎，第三年演變成肺炎，整個病程看在眼裡，真是說不出的痛！我們做父母的，一個是醫生一個是護士，竟然束手無策！防線一再退守，最後，連吃到最高劑量的類固醇，也無法緩解蘊崇的氣喘發作！

如同所有的父母，西醫無效轉戰中醫，但是漫長的服藥歷程中，只要一不吃藥，隔天馬上氣管就緊緊的。當時，只要有人推薦治氣管的，不管多貴我都會買來試試看！但是效果都無法持續。

老大欽賢小時候也是個病號，常常一感冒就發燒，體溫像坐直升機般上升到四十度。小兒科醫師的診斷大部分都是流行性感冒併發中耳炎，我很擔心會引發化膿或聽力喪失等併發症，所以我常常問她有沒有聽到我說話？問久了，不但孩子煩，自己也變得神經兮兮。西醫的不二法門就是抗生素加上治標藥物，所以她跟妹妹一樣，也是吃遍所有中西醫名藥，卻都無法根治。

練功改善全家人的健康

後來看到《李鳳山養生之道》這本書，馬上帶著孩子到梅門練功。練了幾個月，欽賢偶爾傷風，只要加強練功，很快就生龍活虎精力充沛，注意力也更加集中，讀書更專心，很輕鬆就能完成課業，還有時間去學喜歡的才藝。

老二蘊崇從每月一喘，進步到半年才發作，慢慢的，即使因天氣轉變而導致氣喘發作，她也可以只靠練功就恢復正常，不必用藥，所以也毋須擔心類固醇的累積或是其他副作用。現在，小學三年級的她，看到其他氣喘兒，還會主動推薦來梅門練功。

絕處逢生的另類療法——氣功

看到孩子的進步，我覺得自己也應該保養身體，於是報名梅門養生氣功班。以前每個月要感冒一次，練習一段時間之後，變得很少感冒，即使發燒，也可以靠練功很快恢復正常，而且精神越來越好，甚至還意外瘦身成功，減了十五公斤的肥肉，心情越來越愉快！

練功之後，除了全家人的身體更健康，我的心境也變得柔軟，兩個原本脾氣很倔的孩子，也慢慢被梅門調教成知書達禮、體貼聽話的小天使。我從以前的束手無策，到現在的輕鬆愉快，心中非常感謝，也希望天下的媽媽都跟我一樣，不必因為孩子的健康而憂慮。

李鳳山師父修養心法

學對了門，走對了路，就是捷徑。

在禽流感猖獗的那段期間，很多人倉皇失措，無以自保。李鳳山師父為了幫助大家，行腳下鄉做公益，普傳平甩功，我也發心要一起幫助更多人，跟著全省走透透，親眼看到許多人因為練平甩，而創造了健康的奇蹟，深深感動師父獨到睿智的行善腳步與無私的慈悲心腸。

奇蹟永遠獻給相信的人

——與攝護腺癌和平共存

姓名：藍連中
年齡：民國三十六年次
職業：製造業
健康元年：二〇〇四年
練功之前：攝護腺癌第三期
練功成效：癌症指數恢復正常，不用吃藥、看醫生，健康與體力超乎一般人。

民國九十三年六月，是我永生難忘的人生轉捩點。那時我檢查身體，發現攝護腺癌抗原指數高達七十一．二（正常值是四），進一步切片檢驗，醫生宣稱是攝護腺癌第三期！晴天霹靂！我和老伴兩人抱頭痛哭，想不到老來得個癌症，折磨人生！

為了活下去，拚命練功！

原本我不知道氣功的功效，但有過敏性體質的外孫女練功後，身體變好了。女兒拿《平甩的奇蹟》給我，小冊子裡有饒老先生的見證——攝護腺癌第四期，病到骨髓了還能練好。於是抱著：「我一定要活下去！」的信念，來到梅門開始練功。

我告訴自己：「拚看看！」每天早上五點鐘，別人還在睡覺，我就起床練功，每天早晚都練兩個多小時。如此拚命地練，練到腳痛、手痛、骨頭痛，但是我仍咬緊牙關，以最大的意志力繼續每天鍛鍊。練了兩個月再檢查，醫生驚訝地說：「指數已經改變了！」當時醫生要我吃肉，但是我以前就是每餐都吃肉，吃到罹患糖尿病、高血壓，甚至每天吃藥，因此現在我要聽師父的話，練功！吃素！

果然再練一個月後，連高血壓、糖尿病的指數都正常了。

我發現，不用怕吃素沒營養，相反的，吃青菜比吃肉舒服、清爽又沒有負擔，儘量吃新鮮和非過度加工的食品即可。我的家人很支持我，太太、孩子都陪我一起吃素，兒子也來道場練功，他們的支持，是我不可或缺的精神力量。

指數升高的考驗

練功三個月後，醫生表示不用再服藥。我一放心，開始吃加工食品、甜點等不營養的食物，沒想到指數又升高了，我這才體會到：癌症是慢性病，千萬不可掉以輕心，但也不必心存恐懼，因為透過練功，等於找到與其和平共存的方法。

我慶幸自己聽李鳳山師父的話，也把師兄師姐的分享聽進去，對梅門功法有強烈的信心，意志堅定的繼續鍛鍊，所以現在指數又恢復正常，只有二·五。

練功迄今，我經常是第一位到道場的，滿心歡喜地練到太極拳班。我現在一包藥都不用吃，不用看醫生，比一般人還健康！來道場練功真的很好！我不僅身體健康了，連以前很衝、很直的暴躁脾氣都改了，懂得三思而後行；也比較體貼，會幫太太做家事；更反省到以前的粗魯，心裡很慚愧！

我知道我的身心靈都比以前進步了！

李鳳山師父修養心法

天無絕人之路，就怕自己不悟！

對於功法百分之兩百的信心，是一個人可以進步的主因，我要經常跟大家分享努力的過程，來幫助更多的人，告訴大家千萬不要被病魔打敗，一定要相信師父、相信功法、還有相信自己，不要心存「眞的或假的」的疑惑，「繼續練」就對了，奇蹟是獻給相信的人！

把散掉的身心收回來

——身心減壓的實證

姓名：連慧玲
年齡：民國五十年次
職業：攝影記者
健康元年：一九九八年
練功之前：長期負重，全身痠痛。
練功成效：戒菸、全身痠痛獲得改善，身心落實。

因為職業的關係，我經常揹著相機來來去去，不管是不是在工作，機不離手，加上一些配件，長期負重，身體已因麻木而不自覺，不過也慢慢地查覺到脖子、肩膀會痛，而且痛是常態，不痛是意外，尤其是有群眾運動時，經常一揹就是一整天，工作時沒感覺，可是回到家就覺得骨頭都要散掉了。

緣！氣功報導

和李鳳山師父結緣，正是為李師父傳奇事蹟做人物專訪，採訪時，我和同事都感受他念念不忘穩定國家社會和照顧大眾的胸懷，深感他不同於一般氣功師父，很受感動。

其實，在十年前我也曾做過氣功的系列報導，李師父是其中一位，那時就已留下深刻的印象，因為李師父不說玄妙的理論，講的都很簡單清楚，一聽就懂了。十年後因為追蹤報導，再度拜訪李師父。

哇！被上帝打到了

採訪結束後，李師父送我們出來，同事對李師父說：「慧玲對氣功也有興趣。」師父笑笑說：「她十年前就講過這句話！」我正蹲著繫鞋帶，那句話不大聲，卻像鐵鎚一樣打在我胸口，像被上帝打到了！的確，我十年前就想練，拖了十年，自己都快忘了，李師父卻沒忘記！那時我心中常覺得很悶，不知道活著是為了什麼？但也脫離不了固定的軌道。

當天我就報名上課，希望藉由李師父的指引，幫我的人生做定位。

本來因為興趣而投入攝影的工作，但在職場上許多拍照的場合是身不由己，媒體工作的步調又是急切快速，終因壓力和疲乏而陷入困境。

我曾在夢中大喊：「我不要拍照！」然後，被自己的叫聲嚇醒；

有時候，工作完回到家，很想把相機丟到馬桶裡沖掉。有一次，還夢見自己是殺手，把人殺了，然後帶著屍體回去交差，首領很滿意我達成任務，他笑著把屍體放在一塊石板上，上面還有一塊大石板，緊接著同時上下砰的一聲巨響，我閉上眼睛不敢看，一睜眼，屍體被壓成一張八開大的印刷品。

悟！身心落實

練功後，我學會了放鬆，因為長期揹負照相器材的腰背痛，練功後很快就改善；工作經常要找角度，有時會卡位卡到完全不能動彈，甚至只能單腳站立，曾經站到兩腳發抖。練功後才知道什麼叫「放鬆」，什麼叫「抬頭挺胸」，什麼叫「腳踏實地」。以前會怕天將亮或是將暗的時候——不知道為什麼，就是會怕。有一天練功時，練著練著突然發現天已經黑了。天黑了耶！可是心裡並不害怕，我克服了莫名的壓力！

我知道自己落實了，不再像以前一樣虛浮。感謝李鳳山師父，我找到了生命的平衡點。每週四晚上，我固定到梅門上課，同事問我怎麼課都上不完？我篤定的回答道：「我要上一輩子呢！」

李鳳山師父修養心法

人會遇到困境，是因為身心不能突破。

身體的毛病容易發現，但心理的毛病，自己往往不知道。師父教我們要先跟自己協調，才能跟別人協調，最後就會找到平衡點。跟自己協調，首先要破除慣性，好不容易把身體練好一點，但一回到自己的慣性，又前功盡棄。所以固定且持恆地練功，才能讓身心眞正落實！

人生由黑白變彩色
——挑戰肝硬化

姓名：蘇洸禾
年齡：民國四十七年次
職業：經商
健康元年：二〇〇三年
練功之前：B肝帶原、肝硬化並長出兩公分結節。
練功成效：結節變細變小、肝硬化改善，心境變得穩定有自信。

我在民國六十七年，發現自己是B型肝炎帶原者，但不知其嚴重性。十七年後我感到身體異常疲憊，而且頭部時常暈眩，驗血發現

GOT和GPT值高達二〇〇〇。我第一次嚐到住院的滋味，同時也體驗到廣告台詞「人生由彩色變黑白」的生活。又經過六年，即九十二年六月，經檢驗發現肝臟表面極端粗糙，竟然是嚴重肝硬化，且長出了兩公分的結節，全家頓時陷入愁雲慘霧。

練功副產品——身體迅速改善

四天後我懷著極緊張且惶恐的心情進入梅門，一踏進台南道場，我清楚的表示練功的目的就是想把肝臟結節練好，接待的師兄告訴我：「其實把病練好，把身體練健康，只是練氣的一項副產品而已。」當時無法了解這句話的涵義，心想只要將病練好，我就心滿意足了。

自此我開始認真練平甩功，一天練一至兩小時，也調整飲食改吃素，兩個月後我到醫院複檢，兩公分的肝臟結節已化為細小的顆粒，醫師改變肝硬化的判定，脾臟持續發炎腫脹的現象也獲得改善，泛黑的臉色變淡了，體重由九十二公斤降至八十公斤；以前只走五十公尺就上氣不接下氣，而且全身大汗淋漓，練功四個月之後，到大凍山國家森林步道走了兩小時的山路，竟然一口氣走完，而且只有臉部微微流汗而已！

進入梅門後身體上的改善這麼多，竟然只是副產品？

練功主產品——心境穩定自信

除了身體變好，精神上也明顯感受不同。首先，處理事情變得平穩沉著，以前同時處理幾件事情時，會感到不知所措，如今可按部就班地將事情一項一項處理好。換句話說，以前是追著時間跑，總覺得「一天二十四小時不夠用」；如今工作效率提升，覺得「一天二十四小時很好用」。

第二項是發覺一身輕鬆，因為以前身體不舒服又無法借助藥物改善時，就會依賴神明，所以錢包裡塞滿了護身符、手上戴著被加持過的尾戒佛珠、頸上則掛著被加持過的項鍊。

如今我已將這些東西一一拿掉，以前全身的烏煙瘴氣好像也跟著一掃而空，每天神清氣爽！這些精神上的改善，莫非就是練功的主產品?!我會繼續努力學習，開發更多的主產品！

李鳳山師父修養心法

我們醞釀什麼，就得到什麼。

練氣的副產品是「把病練好，把身體練健康」，主產品是「心境穩定變自信，不再依賴有形的藥物，以及無形的神佛」，我為副產品而來，最後兩樣都得到了！感謝李鳳山師父的慈悲。

因病得福

——改善過敏體質的見證

姓名：簡淑芬
年齡：民國六十二年次
職業：家庭主婦
健康元年：二〇〇三年
練功之前：惶恐不安，心情鬱悶。
練功成效：心中充滿感謝，找到希望和幸福。

姓名：張雅筑
年齡：民國八十七年次

職業：小學生

健康元年：二〇〇三年

練功之前：全身性發疹的過敏性皮膚炎

練功成效：皮膚紅潤有光澤，過敏兒變成小美女。

姓名：張承恩

年齡：民國八十八年次

職業：小學生

健康元年：二〇〇三年

練功之前：氣喘兒

練功成效：練功改善氣喘，懂得珍惜現在的健康。

雅筑是我的大女兒，從小身體不好，天氣一變化就鼻塞、打噴噓，唸幼稚園時開始發病，先是皮膚變得很乾燥，額頭和頭皮永遠是一層白屑，擦乳液也沒用，後來全身長滿奇癢無比的疹子，她難受就去抓，不小心抓破就感染。這些傷口碰到水會非常的痛，洗澡常是從頭哭到尾，我也常常陪著掉眼淚。

因為病情嚴重，只好抹類固醇，藥一抹皮膚很快就好，但沒兩天又癢，如此的惡夢不斷地重複著。

練功加上素食，過敏兒變成小美女

九十三年，雅筑來梅門練功，很快就有改善。可是沒多久卻更嚴重，她身上一直發癢、長疹子，後來全身泛紅、皮膚潰爛，到處都有傷口，而且犯病前會便秘，又容易上火長針眼。

起初我不明白，後來梅門的老師非常關切，告訴我雅筑正在排毒，練功把全身的燥熱和火氣逼出來，鼓勵雅筑要更加的努力練功，千萬不要再依賴藥物。那時，她很聽話每天早、中、晚各練半小時，再搭配吃靈芝和花粉，果真慢慢改善了，偶而天氣很熱時仍有狀況，後來改讓孩子吃素，漸漸的就很少犯病了。

以前同學會嘲笑或排斥雅筑，覺得她全身皮膚紅腫、龜裂和脫皮的樣子很髒，雖然經過老師開導，但仍有孩子會害怕或好奇，讓雅筑幼小心靈受創，畏懼和人接觸，大家都覺得她是個只會哭不會笑的孩子。現在，她的皮膚變得紅潤有光澤，很多人誇她是個小美女，她會笑得很開心。李鳳山師父的平甩功真的好神奇，讓一個不會笑的孩子變得會笑了！

氣喘兒練功恢復健康

小兒子承恩則是個氣喘兒，依賴醫師開給他保養用的噴劑，每當天氣變化，他一咳或鼻塞就犯氣喘，雖然醫師說長大就會好，但是到他長大得用多少藥啊！後來改吃中藥，可是效果並不好。

承恩跟著姐姐同時來練功，他每天甩四十分鐘，練功後身體明顯變好，偶而發燒犯病，就加強練功，隔天就可以上學了，老師也很驚訝，明明昨天才發病，怎麼今天就活蹦亂跳了！

聽話和努力換來健康和快樂

孩子年紀較小，難免有時不認真，練不好我會要他們重練，或是提醒他們不要過以前的日子，他們就會定下心來練，加上我自己也來上課，學習李鳳山師父以身作則的精神，這種潛移默化的養成訓練效果非常大，很自然地銜接上梅門的教育理念。

我們很珍惜現在的健康和快樂，也明白健康和快樂不是想要就有，而是聽話和努力換來的。孩子們都說要跟著李鳳山師父去幫助別人呢！

是這兩個孩子讓我有機會接觸到李師父、接觸到梅門，我心中充滿了感謝，師父讓我找到希望、找到幸福！

李鳳山師父修養心法

與其花時間追究原因，不如面對問題，找到解決的方法，並且腳踏實地去做。

過敏和氣喘都是現代常見免疫系統的毛病，說實在，這些病有如黏膠纏身，很不容易去除。所幸李師父給我們正確的養生觀念和方法，才有機會「斬草除根、由禍轉福」，讓孩子找回自信，天天笑得好開心，這是多麼神奇的魔術啊！

讓脊椎活龍再現
——遠離僵直性脊椎炎的威脅

姓名：李國璽
年齡：民國六十五年次
職業：資訊業
健康元年：二〇〇三年
練功之前：僵直性脊椎炎，每天依賴止痛藥和免疫調節劑。
練功成效：僵直性脊椎炎已改善，不用吃藥和求醫。

民國九十年時，我的身體狀況變得很差，無法久坐，每天早上起床時背部僵硬，有時甚至是痛醒的。經抽血化驗，HLA-B27呈陽性反應，X光檢查發現左側髖關節有侵蝕現象，醫師判定患有僵直性脊椎炎。

發炎的現象繼續擴大，不久又引發虹膜炎，一發作就看不清楚電腦螢幕，偏偏我的工作又離不開電腦，所以每天必須依疼痛程度，服用不同劑量的消炎止痛藥和免疫調節劑，以避免虹膜發炎，也害怕它長期發作導致失明，連帶的每個月都會有幾天心情低落。

練功讓我心平氣和，心生喜悅

藉著工作之便，我上網蒐集許多資料，了解西醫只能做止痛治療，無法改善病情。九十二年，我就直接到梅門練氣功，每天至少練功一小時，而且是早、中、晚都練。剛開始練完功，雙手變得比較潤滑，但天冷時一平甩，手臂就會變得冰涼；靜坐不到一分鐘，脊椎就會痠痛，令我無法專心。練習一段時日後，才有辦法靜坐下去。

後來每當我在道場上完課，整顆心就會靜下來，非常舒服。有一次在課堂上，甩著甩著忽然心生喜悅，這才理解教練不斷的提醒：「練功要練到心裡面去」的意思！

配合素食，身心更上一層樓

在飲食方面，我慢慢的改變習慣，一段時間之後，發現肉有一股腥味，不用調味料掩蓋會吃不下去，不久我就自然的素食了。

練功加上素食之後，止痛藥越吃越少，睡覺可以睡到自然醒，心情也變得平靜許多。九十二年底再去醫院檢查，醫師說情況穩定，可以不用吃藥了。又過了幾個月，醫師甚至說：「沒事不用再來找我了！」練功能達到如此神奇的效果，是我始料未及的。

李師父常說：「每天運運氣，才能有好運氣。」我不但脫離了長期服藥的命運，連西醫判定難以改善的免疫系統的病情都好了！我知道不但禍已遠離，而且福氣來了！我一定要好好珍惜。

李鳳山師父修養心法

練出自信，相信自己一定會好起來！

師父常說要世界大同，就是讓每個人身體健康、心情愉快。個人好，家庭自然就好；家庭好，社會自然安定；社會安定，自然就國泰民安。在梅門，我看到了實踐的方法！

失去才知道擁有的可貴
——上班族身心失調症

姓名：陳美芳
年齡：民國五十四年次
職業：原任職金融業，現為梅門太極拳教練。
健康元年：一九九四年
練功之前：每天平均醫藥費一千元，長期沮喪、焦慮。
練功成效：身體健康、心情開朗、人變年輕。

現在大家看到我，都說我有志向、健康、開朗又健談，可是練功前的我卻是渾渾噩噩、體弱多病又封閉內向。若非有幸跟著李鳳山師父練功，不敢想像今天的自己是什麼樣子。

工作壓力大，健康走下坡

以前服務於令人羨慕的金融業，忙碌緊湊的工作以及求好心切的態度，使得身心健康日益走下坡而不自覺。直到八十一年從印度自助旅行回來，足足病了一個月，體力大減，免疫功能驟降，才驚覺問題嚴重。

最困擾的是慢性鼻炎，因為循環差，每天下午雙眼缺氧充血、頭昏腦脹、記憶力減退，剛聽過的話一轉身就忘記，往往疲倦到無法繼續工作，嚴重影響到上班及日常生活。此外，生理期前後會痠痛、發冷、氣虛，半夜痛醒是家常便飯。身體的種種不適影響情緒，也造成我脾氣暴躁，情緒不穩定，加上自我壓抑，外表看似平靜，內心裡卻經常處於沮喪狀態。那時我經常感冒，入秋之後手腳冰冷、整夜咳嗽，穿三雙襪子仍然冷到無法成眠。

否極泰來，找到生命的希望

從此開始不停的看醫生、吃藥、換醫生及找偏方。試過西醫、中醫、針灸、拔罐、刮痧、推拿、腳底按摩……，能想到的方法都去試，唯效果不彰。有一次，肩、頸、背部疼痛得厲害，經推拿後，單是背部就貼了八塊藥膏，一時傳為辦公室的笑談。

當時，每天花在改善病痛上的費用平均要一千元。有好長一陣子，我都在盤算每天賺的錢，到底還剩下多少可以用來吃飯。更可怕的是當就醫改善到某種程度時，一停藥沒多久，所有症狀又一一出現。那時別說是做自己想做的事，就連每天例行工作都難以承受，讓我非常沮喪及焦慮。

後來友人建議我向李鳳山師父學氣功。因藥石罔效，我也就半信半疑的開始練功。沒想到才練幾天，失眠問題就解決了。多年來第一次睡好覺，欣喜之情筆墨難以形容，不必看醫生，不必服藥，不用依賴別人，只要花比掛號看醫生更短的時間，每天持續鍛鍊，就可以改變身心狀況，短短幾天讓我重新燃起生命的希望。

珍惜、感恩與回饋

曾經失去才知道擁有的可貴，於是不管工作再怎麼忙碌，我一定會到梅門上課，因為我不想走回頭路。鍛鍊十餘年下來，身體健康、心情開朗、人變年輕、身材更好，李師父的功法徹底改變了我的人生。

最感恩的是，李師父給我獨善其身、推己及人的機會，為生命注入真正的意義。從幾乎失去一切到活力充沛，我心中唯有珍惜、感恩與回饋。

李鳳山師父修養心法

習氣沒改，毛病還在。

李鳳山師父不僅傳授鍛鍊身體的功法，還傳授修行心法，讓我從內在到外在徹底改變，得到脫胎換骨、重新做人的新生命。

荷花田中的覺醒

——從教授到受教的心境轉換

姓名：梁亞忠

年齡：民國五十二年次

職業：前大學教授，現為梅門全職義工。

健康元年：二〇〇〇年

練功之前：膝蓋外挫舊傷、鼻子過敏。

練功成效：膝蓋舊傷改善，鼻子過敏痊癒，心靈覺醒，立志成就世界大同。

姓名：沈敏娟
年齡：民國五十七年次
職業：原為公務人員，現為梅門全職義工。
健康元年：二〇〇〇年
練功之前：子宮下垂，說話快、個性過於急躁。
練功成效：身體健康，快樂幸福。

台灣山區一千八百公尺海拔的山上，冬雨沁著冰涼的空氣，雙腳膝蓋的疼痛，正困擾著一位森林研究人員。他從防水透氣外套內掏出一壺烈酒啜飲一口，燃起一支新樂園香菸，順口溜著三字經，脫下工作手套，捲起迷彩工作褲管，檢查左右兩邊膝蓋，舊傷正腫脹作痛著，無法緩解，只好再嚼一顆檳榔自我麻醉。

這是十二年前的我，一位山林浪子。

鍛鍊平甩功，改善多年的老毛病

九年前秋高氣爽的陽明山上，一群人在油綠的草地上練習平甩，雙手規律的擺動，臉上洋溢著笑容。其中一位女士幾天前還深受子宮下垂所苦，但在練習平甩功三天後，困擾多年的問題竟然神奇消失，她是我的妻子沈敏娟——高考及格，任職於陽明山國家公園管理處。

敏娟師姐經過半年的鍛鍊，徹底擺脫子宮下垂的毛病，同時改善上呼吸道慣性發炎與青春痘問題，在她的勸說下，我開始練習平甩功。當年冬天就發現氣候變化時，膝蓋不再酸軟無力，鼻子過敏也開始改善。當時，我在宜蘭大學教書，舉家住在羅東，一對兒女就讀華德福學校，我的家就在蘭陽平原荷花田的中央。

學習上乘功法，孩子文武兼備

就讀幼稚園中班的大女兒微明先來練功，隨後我也開始上課。半年後，全家已不必使用健保卡，因為平甩功幫助我們提昇免疫力與自癒力。

兩年後小兒子長厚也正式上課，當時他一練平甩功，便全身發癢，排出以前吃西藥所累積的毒素。現在，姊弟倆在李鳳山師父教導下，身心健全、文武兼備，除了習得上乘功法，也學習中國樂器，學校老師更給他們「尊師重道」的極佳評語！

去年，長厚參加電視節目錄影，主持人問他如果家中經濟困難，必須有一個人要搬出去，他希望是誰？長厚回答：「是我。」主持人好奇的追問，他說：「因為李鳳山師父說，好的要留給別人，不好的留給自己。」令主持人刮目相看，稱讚不已！

在規律中覺醒，立志成就世界大同

現在，我的膝傷好了，鼻子過敏痊癒了，更神奇的是，右手食指與中指連續一年多排出煙味，儘管我早已戒煙多年。平甩功不但讓我們健康，更重要的是看似平常自然的功法，卻讓我恢復自省能力，也改變了敏娟師姐急躁的個性，微明與長厚也在規律的擺動中，學習到自立自強的精神。

我們一家四口所節省的健保資源，是真正對社會公益的貢獻。而且，當所有的人都開始練習平甩功，由個人修身做起，進而齊家、治國、平天下，這是何等偉大的博愛行徑！

三年前，我告別了荷花田的住所，住進梅門大家庭，跟隨李鳳山師父將平甩功與師父獨到的修養哲學傳遍世界每個角落，創造出人類健康祥和的願景，真正成就世界大同。

李鳳山師父修養心法

找到正業，始能正命。

李鳳山師父平易近人的教化法，讓我們全家開始鍛鍊，不但身體健康了，也喚醒了荷花田中沉睡的種子。平易近人的師父，平易近人的平甩功，成就了不可思議的「平甩奇蹟」！

笨拙的小企鵝變成快樂寶寶

——練掉偏頭疼和氣管炎，也平衡了視力

姓名：陳綉蓉

年齡：民國六十四年次

職業：原為服裝設計師，現為梅門全職義工。

健康元年：一九九六年

練功之前：偏頭疼、氣管炎、常感冒、兩眼視差達三百度。

練功成效：頭痛和咳嗽好了，完全不用吃藥，兩眼視力恢復平衡，心情愉快，立志讓每一個人也健康快樂。

我在年紀很小、大約才剛會走路時，不小心從二樓陽台摔下來，

腦震盪住院觀察好幾天後，醫師認為情況還好就回家了。但從國小二年級開始就常暈倒，嚴重時一星期暈倒三、四次，醒來總是發現自己在保健室，甚至被送到醫院。

腦部受傷，導致偏頭疼，兩眼視差近三百度

三、四年級起開始偏頭疼，幾乎每天下午都會痛，痛到連視力都衰退變模糊，兩眼視差將近三百度；此外，身體關節也會痛，胳臂略往後用力就像脫臼似的，穿外套或是洗澡時，常痛到無法動彈，要靜候好幾分鐘才能恢復。

起初，媽媽讓我吃中藥，但效果很慢，國中時改吃西藥、打針，也定期測腦波，檢查腦部是否正常放電，每次跑醫院就拿回一大包藥，醫師說我得一直吃藥，不可間斷。

從小身體就差，免疫力不好，天氣一轉涼就氣管發炎，一直咳

嗽，咳到喉嚨和肺都很痛；還有皮膚過敏，臉經常紅得像關公，又很怕冷，冬天都裹著厚重的衣服，臃腫得連路都走不穩。懷英師姐跟我是同事，她常笑我像一隻小企鵝，後來，她介紹我向李鳳山師父學習氣功。

歷經排毒換勁，身體健康，心情愉快

練功後精神較好，人也比較安定。以前頭痛是一星期痛七天，練功後慢慢好轉，沒多久就只痛六天，終於有一天可以休息喘口氣了！之後減為五天、四天……情況越來越好。練功期間，經歷過好幾次換勁。有一次是頭部連續劇痛三天，不能吃、不能睡，排毒通過之後就有顯著的進步，兩年後就不痛，也不用吃藥了；兩眼的視力不但恢復平衡，就連近視也得到改善；氣管在經過幾次有如「百日咳」的換勁之後也好了。

九十五年在國立臺北護理學院做檢測，證明我的身體健康，壓力指數超低，老師說我是個快樂寶寶！很感謝李鳳山師父傳承這麼好的法門，讓我們得到健康的身心。

李鳳山師父修養心法

在本體、本質、本性與本能上，還回本來面目。

一開始練功，我就聽李鳳山師父的話把藥停了，慢慢的頭就不會痛了。民國九十一年我辭去工作，全職從事梅門志業，跟著李師父學習服務大眾，希望全天下的人都能獲得健康和快樂。

精神力量創造奇蹟
——不再為腰痛所苦

姓名：李振亞
年齡：民國五十三年次
職業：大學教授
健康元年：二〇〇二年
練功前身心狀況：尾椎摔傷，長年腰痠、腰痛。
練功成效：身體復原、脫胎換骨、立志助人。

有一年的九月，我和同事去烏來健行，走得渾身汗水浸透、熱氣衝頂，到了目的地，只見兩岸夾壁，一泓清溪好水，當下衣褲一脫潛入溪中，霎時通體清涼，燥氣全消，好不愜意！

第二天早上起床，尾椎劇痛，從後腰一路痛到右腳掌，下床踩地的剎那，痛得跪在地上，從此開始了半年脫胎換骨的換勁，向天地君親師都好好地懺悔了一番。

徹底的換勁，痛不欲生

其實在此之前，我就經常有腰痠、腰痛的毛病，每次發作時，只要稍微注意調整姿勢，睡前用熱敷，過幾天就沒事了。自認為「三折肱而成良醫」，所以並不在意。

直到石破天驚的劇痛，一切才開始攤牌。接下來一個月，我墜入痛苦深淵，用盡所有的老方法都無法改善，劇痛二十四小時不斷，右腿完全不能使力，鎮日只能靠左腿站立，也不能坐下。晚上睡覺疼痛依然，怎麼躺都疼，經常痛醒，無法安眠。又因為咬牙忍痛，以致鎮日神情萎靡、面目猙獰。

身體的歷史，咎由自取

回想我自幼好水，尤其暑熱之時，更喜歡長時間泡在水中。服兵役時，曾經跳馬摔傷過尾椎。當時摔傷經絡，未能盡復，又愛玩水，溼寒氣從傷處侵入體內，日積月累，才有今日刻骨銘心之苦。

到十一月初，我已經六十多天沒有坐下過了，右腿開始排溼寒氣，整條腿凍若寒冰，越近腳跟越冷，經常痛得無法吃東西，體重遽降，儘管每天早晚練功三次，身體的痛苦依舊繼續探底。

精神的力量創造奇蹟

換勁以來，我不斷地自我檢討，我相信師父，也相信功法和自己，但對自己最有信心，不過在永無止盡的換勁中，所有的信心終究被磨光，即使倔強如我者，也想放棄了。

此時，梅門的教練問我到底發願了沒有？我心想我都快痛瘋了，還談什麼發願？教練提醒我，這段時間都是靠平甩熬過來的，何不將《平甩的奇蹟》翻譯成英文，將師父的功法、理念廣佈天下？先把自己的痛苦忘掉，為大眾做點事情。

我若有所悟，當天就開始翻譯。因為無法坐下，所以走著做、站著做，甚至跪著做，忙了一整天。當天晚上，我一覺到天亮，是自換勁以來，第一次成眠的一場好覺，這只能以「奇蹟」兩個字來形容！

從那天之後，我的身體迅速復原，翻譯的過程，因為需要細細思考，於是對平甩功體會更深，練功也更勤、更輕鬆、更舒服。原來「發願」是這麼簡單的一件事，就是助人而已！願能跟著師父做傳承文化的志業，開創萬古之新局。

為己只能一時，為眾終能長久。

回首這調整的過程，持續來道場練功是重要的環節，我明白師父的用心，對我的關愛和寬容，還有師兄姐的鼓勵，更體會道場的可貴，在在支撐我一定要堅持下去，沒有理由，沒有退路！

靈魂的救贖

——建立孩子的自信心

姓名：馬成蘭
年齡：五十二年次
職業：媒體記者
健康元年：二〇〇〇年
練功之前：嗜血成性的記者，唯恐天下不亂，自以為是又冷漠。
練功成效：身心舒暢、喜悅，懂得關心孩子與別人。

姓名：曾無盡
年齡：八十四年次

職業：小學生
健康元年：二〇〇一年
練功之前：鼻子過敏、近視、沒自信又好哭。
練功成效：鼻子過敏完全改善，視力恢復為一點二，有自信，成為演技精湛的小演員。

姓名：曾道玄
年齡：八十七年次
職業：小學生
健康元年：二〇〇一年
練功之前：不愛說話，疑似自閉症兒。
練功成效：上台說故事得優等獎，賽跑第一名，武術比賽拿金牌，成為有自信的孩子。

三十五歲之前，我是個嗜血成性的記者，唯恐天下不亂，自以為是又冷漠，但在跟隨李鳳山師父學習之後，我改變了！現在的我，不但身體健康，內心喜悅，也懂得關心孩子與別人。

學習如何教育孩子

練功過程最可貴的部分，就是排毒，不但身體脫胎換骨，心境上也不斷地轉換，越練越順心，越練越開心，練到身心都舒暢，若非李師父以無比的愛心與耐心來教導，我將一生都活在矛盾中而不自知。

以前我帶孩子，心情好就對他們很好，心情不好就不理他們；現在我懂得傾聽孩子的心聲，放掉自己的情緒。他們跟著我住在道場，師父因材施教，他們在孩童時期就奠定良好的基礎，身體健康、守規矩又有禮貌，人見人愛。

兒子無盡自幼鼻子過敏，在練功之後完全改善了，視力更從零點六進步到一點二，九十五年他參加全國精英盃武術比賽，得到團體組第一名。

愛哭包變成演技精湛的小演員

在練功前，他愛哭又沒自信，雖然他很喜歡表演，可是沒信心的孩子怎麼會有上台的機會呢？

不過李師父給所有的人機會。九十四年無盡參加梅門的功夫舞台劇，他有了生平的第一句台詞，排完戲他興高采烈地跑來告訴我：「金叔（資深藝人金永祥）說我是第二男主角哦！」

雖然只是一句話，卻是師父用孩子才聽得懂的話，一次又一次的解釋、示範，一遍又一遍的調整眼神、情緒的轉折，師父的愛心和耐心，讓做母親的我感到慚愧。

過了兩個月，台詞說得比較順了，孩子又開心地告訴我：「今天師父給我加戲哦！多了一句話。」那一句話對他來說就是全世界。

九十五年的舞台劇「精～白蛇傳奇」，無盡飾演一個小道士，頗獲好評，這都是師父悉心調教出來的。看懂了師父的用心，他很小就立下「台上娛樂大眾，台下服務大眾」的志向，將感恩的心化作行動，為師父傳揚中華文化的大願盡一分心力。

自閉症兒變成有自信的孩子

女兒道玄自幼就不愛和人說話，可以一整天都不說話，疑似自閉症兒，但師父教我們用孩子的角度去看事情，大人一定要有耐心，用引導的方式來教孩子，後來她主動報名學校說故事比賽，得了優等獎，這都要歸功於練功培養出來的魄力和膽識。

九十五年她代表梅門第一次出賽，參加「全國精英盃武術比賽」和「道生盃武術比賽」，九十六年更遠征香港參加「二〇〇七年香港首居國際螳螂拳」群英大會，每次都得到金牌，讓我深刻的體會到鍛鍊的可貴。現在，她不再自閉，更對自己產生信心；更重要的是，孩子並不因此驕傲，反而更懂得與人分享，願意去幫助別人。

教育出文武雙全的孩子，不就是天下父母們努力的目標嗎？

李鳳山師父修養心法

懂得替人著想，就能突破瓶頸。

我常在想，爲什麼每個人都能得到李鳳山師父的幫助？原來，人的智慧和潛力，是在替人著想時發展出來的，李師父一身助人的好本領，給每個人進步的最大動力。我何其有幸，這一生能跟對師父，希望有更多的明眼人也能清楚李師父的濟世宏願，一同來護持與推展，有錢出錢，有力出力，一起來建設對現代人有極大幫助的養生道場，讓我們的孩子、長輩和朋友們，都能找回自信與健康，從根本上解決社會問題。

那段望著天花板的日子
——擺脫失眠的夢魇

姓名：莊永泓
年齡：民國五十年次
職業：原為公務員，現為梅門全職義工。
健康元年：一九九二年
練功之前：慢性肝炎、胃痛、心悸、長期失眠、做事認真但過於執著，不易變通。
練功成效：身心健康，睡眠安穩，懂得灑脫，找到志向。

小時候很愛睡覺，也很會睡，沒想到成年後，竟長期與失眠為伍。如果躺在床上睡二十分鐘就醒來，當晚再也無法成眠；即使睡得久一些，也只能睡三、四個小時，幾乎都是輾轉反側，望著天花板到天亮。

回想當兵時染上急性肝炎，住院十幾天，後來指數降下來，卻因未完全治癒變成慢性肝炎，之後又反覆發作幾次，肝炎指數曾飆到一千，變成慢性病患一族。

為慢性肝炎折磨，長期失眠脾氣壞

退役後工作日夜顛倒，壓力又大，身體開始出現狀況，腸絞痛、胃痛、心悸、耳鳴……，接踵而至，導致脾氣越來越暴躁，臉色暗淡無光，嘴唇發黑，失眠也跟著來湊熱鬧。

曾經跑遍各大醫院，做過所有能做的檢查，竟然都是「一切正常」。有一次因為不明原因腸絞痛，醫院安排做腸鏡檢查，喝下顯影劑後更不舒服，我忍耐著只盼能找出原因，但醫師還是說「沒問題啊！」我沮喪到了極點，難道痛是假的嗎？

西醫無法解決我的問題，於是轉而尋求中醫、整脊、針灸、腳底按摩……，但都效果不彰。有一次，醫師安排做肝臟超音波，他很詫異，我才不到三十歲，肝卻五十歲了！按照西醫推論，慢性肝炎接著肝粗糙，然後纖維化、硬化、肝癌……莫非我的人生就這樣了嗎？

練功後身體健康，身心落實

就在我徬徨無助時，一位刑事局的朋友推薦我來梅門。記得初來時，靜坐完畢，搆腳竟差一尺搆不著，我大驚失色，身體怎會如此僵硬？記得在高中時搆腳，前胸可以貼大腿呢！

我天天耐心地練著，發現身體漸漸恢復健康，不再失眠，許多不明原因的痛也消失了，精神煥發變開朗，更神奇的是，脾氣變得溫和有耐心，認識我的人都覺得平甩功好神奇，許多人也跟著來學習。

我深感有太多的人都需要李師父的幫助，毅然辭掉陽明山國家公園的工作，全職投入李師父濟世渡人的志業。幾年下來，看到無數的人重拾身心健康，覺得自己的生活更有意義。

思慮清楚，能駕馭自己的情緒

九十四年暑假的梅門功夫舞台劇，我負責舞台道具製作，其中大型道具借用一所學校的「風雨教室」來加工。所謂「風雨教室」，就是會受風雨影響的地方。偏偏剛進駐就碰到突然轉向的颱風，知道消息時天色已晚，臨時到哪裡去找義工？道具要搬到哪裡呢？何況校園也不能說進去就進去啊！

一時千頭萬緒，想來想去只有一件當下可以做的事，就是練功，練著練著，大約半小時後，內心變得很篤定，靜坐後就寢，竟然一覺到天亮，當天也很順利地將道具安置好。

這一切都要感謝李鳳山師父，有了師父的功法及心法，我們不但能照顧自己的身體，還能駕馭自己的情緒，處理事情也更順利。

李鳳山師父修養心法

身體通暢，呼吸穩定，心境平和。

李師父說：「平甩功之所以能發揮穩定身心的功用，在於其和緩且規律。」和緩則不消耗，規律則能穩定，一旦身體通暢穩定，心境也跟著平和，思慮自然清晰，所以能駕馭情緒，而不是被情緒掌控。謝謝李師父，讓我能做自己身心的主人！

就算停止呼吸也要練下去

——克服長年氣喘

姓名：廖唯揚
年齡：民國六十五年次
職業：服務業
健康元年：一九九九年
練功之前：自小體弱多病，長期為氣喘所苦。
練功成效：呼吸順暢，天天笑口常開。

從小體弱多病的我，每年都要看三、四十次醫生，是個活生生的藥罐子，不知吃了多少抗生素。到了大學，改看中醫，醫師說我上火下寒，補也不對，洩也不對，要慢慢調養才行。但是身體狀況越來越糟，常常喘得上氣不接下氣，最後才證實我是氣喘病患者。

醫官判斷我一生都要跟藥和醫院為伍

當兵後氣喘越來越嚴重，最後被驗退，醫官沉痛地告訴我：「被驗退代表這一生都要跟藥和醫院為伍，你要好好照顧自己。」

投入職場後，有次因為工作太忙，忘了吃藥，身體極度不舒服，只好再去醫院，我問醫生：「最近吃了藥還是不舒服，請問我吃藥到什麼時候才能好轉？」醫生低著頭寫病歷，連頭都懶得抬起來，說道：「你不要惡化就不錯了！」那年，我才二十四歲。

梅門氣功讓我脫胎換骨

為了另尋生路，我開始練氣功，每天至少練功一至兩個小時，不敢間斷、不敢偷懶。一開始，感冒的症狀更頻繁，我又是練功、又是吃藥，忙得很。梅門的教練告訴我這是換勁，在排身上的毒素，但是我半信半疑，為了預防感冒，更加小心翼翼的穿上厚外套、長圍巾，但是感冒症狀依舊。

後來我下定決心不再吃藥，完全靠練功來調養身體，但因為體質太差，換勁變成家常便飯。有一次換勁是不斷擤出濃濃的深褐色鼻涕，沒幾天還變成鮮紅色，十分驚人，但身體反而覺得輕鬆！還有一次排痰排到無法呼吸，我乾脆豁出去，靜靜躺在床上調息，沒想到呼吸竟然又慢慢順暢了。

練功一年後，我的腳趾頭陸續長出水泡，並且流膿，最後腫得像「豬腳」。我反省以前的生活，實在是肉吃多了，藥也吃多了！總而言之，就是吃了太多的毒素，才會變成這樣。

展開充滿智慧的新人生

在不斷換勁的過程中，我一直秉持著樂觀與「相信師父、相信功法、相信自己」的信念，也學習逆來順受。半年後，我的腳完全恢復正常，身體內所累積的各種毒素，慢慢都排掉了！現在就算天氣劇烈變化、流行性感冒大盛行，甚至禽流感，都不會對我造成困擾！

民國九十一年，我毅然決然投入道場，跟隨李鳳山師父從事利益大眾的事。在擔任義工的工作中，學會「沉住了氣、再想一想」的做事節奏，每天笑口常開，這一切都要感謝李師父，讓我展開充滿智慧的新人生！

李鳳山師父修養心法

身好帶動心好，心好也帶動身好，以至於達到良好的循環。

經過反覆的換勁，正印證了李師父所言：「身心互相影響，在正向的循環中，兩者都得到提升。」

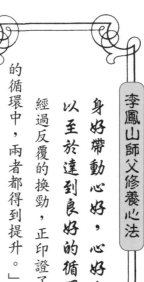

我不是小霸王
——除去過動的標籤

姓名：林育賢
年齡：民國八十二年次
職業：國中學生
健康元年：二〇〇三年
練功之前：好玩、好動、個性強的小霸王。
練功成效：身心穩定、充滿自信、懂得為人著想。

我是在梅門練功的小朋友，梅門有很多師兄師姐，他們都是我的爸爸媽媽和兄弟姊妹。我在梅門的改變是一個奇蹟，從過動轉變為充滿自信的孩子，也常常上台演出，我進步非常多，不但懂得在自己的文武鍛鍊上自強不息，更懂得照顧別人，跟著師父、師兄姐一起為傳承文化而努力。

回想七年前的我，是一個好動愛玩的小蘿蔔頭，在我還沒練功前，叫我坐在原地雙眼闔上三分鐘，這是絕對不可能的。媽媽來上課時，就帶我一起來，我到了道場就像到了遊樂場，得到一時的解放，有人在聊天談事情，我才不管，就在旁邊到處奔跑玩耍，一圈又一圈，兜著圈子跑，停不下來。

學習不慌不忙，為別人著想

在家裡我就是小霸王，只准別人聽我的，非常自我，媽媽經常為此煩惱，甚至掉淚。但我只要坐著不動就渾身不舒服，個性又很倔強，我想跑就是要跑，誰管得了我？

後來我開始上梅門的兒童武學課程，大約一年後，我有了重大的改變！李師父說：「每日十分鐘，十年不得了」，別小看這每天短短的十分鐘，幾個月累積下來，平易近人的平甩功竟然甩出我的穩定及自信！慢慢地，我不再是那個管不了自己、脾氣糟又莽莽撞撞的孩子了！

練功不僅幫助健康，真的是可以練到心裡去的。它讓我的頭腦變得更清楚、個性更獨立，國小四年級時，我就可以在放學後自己搭公車到台北市中心的道場上課，自己做功課、洗澡吃飯，不需要大人操心。我在班上成績也排在前三名，讓爸爸媽媽感到欣慰！

住進道場，淬鍊身心

六年級，我住進道場跟著師父學習待人處世的道理，師父和許多師兄姐用各種不同的方法幫助我在細瑣事務上，一點一滴的慢慢修正，從「出門問好、道再見、說話時看著長輩、當下聽話」等禮節下手，更教我們如何分享、幫助別人。梅門教的正是每一個人應該要做到的。

雖然道場的生活空間不大，但是大家在共同生活當中，學習互相體諒與協調，每個人都成長很多，我們是世界上最幸福的人！現在我已經是國中生了，非常感謝師父能夠教導我們，帶我們走一條正確的道路，我一定永遠跟隨著師父，去幫助更多的人！

李鳳山師父修養心法

不要慌慌張張的只替自己著想，
要不慌不忙的替別人著想。

在學習的過程中幾經波折，也嚐過挨罵的滋味，經過了多次的反省，終於領略到「聽話」的重要。李鳳山師父常提醒我們：「聽得懂，你就學到了。」李師父始終如一的愛護我們，我心中非常感謝！

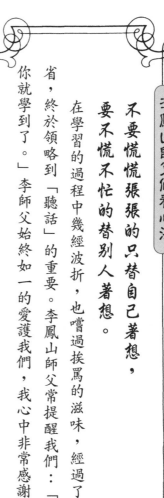

迴響篇

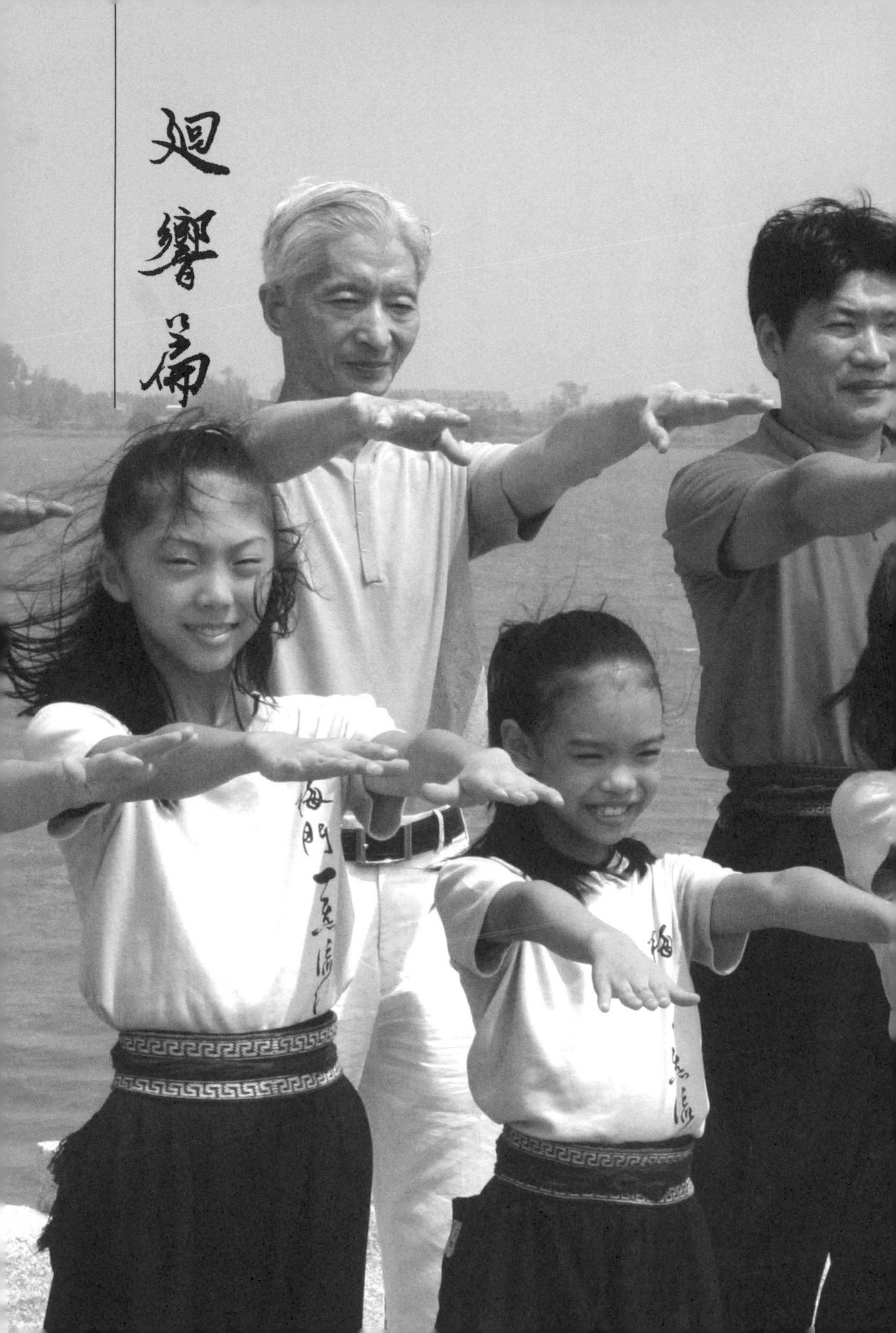

全世界的奇蹟

乳房腫瘤變小又變軟

九十五年六月檢驗確定我的乳房長了腫瘤，我害怕開刀和化療的後果，於是先生幫我報名上梅門氣功。我很認真的練了三個月，回醫院複檢，醫師說腫瘤變小，而且軟化到只有纖維化的程度，我實在太高興了！我會繼續鍛鍊，把它完全練掉。

——林女士，48歲，家管

練功變瘦、變年輕

以前有鼻子過敏的毛病，性子也急，練習平甩功之後，瘦了五公斤，鼻子過敏已改善，睡眠品質變好，比較沉得住氣，人也變年輕了。

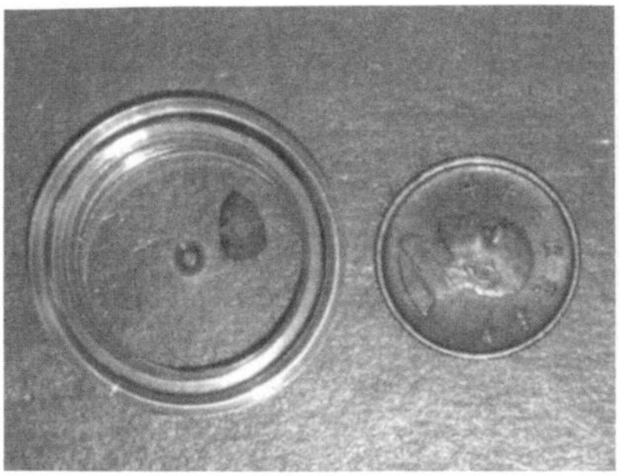

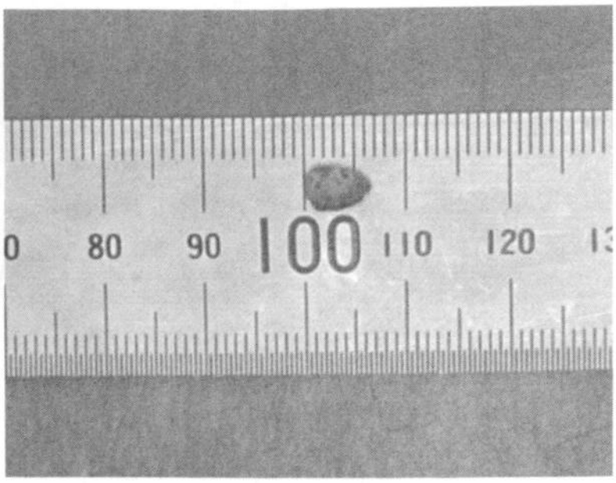

排出腎結石

——徐小姐，41歲，服務業

我從事的工作應酬多，壓力大，很早就有高血壓的毛病。九十四年初開始學習梅門氣功，上課的教練要我多練習。我很聽話，每天卯起來練兩個半小時，沒幾天腰就痛到受不了，師姐教我配合練其他的功法，過了幾天上廁所時，「唰」的一聲，有東西跟著小便排出來，我痛到差點喘不過氣來，好不容易調勻了呼吸，仔細一看，馬桶裡竟有一顆綠豆那麼大的結石。（見上圖）

回想起兩年前醫師發現我有腎結石，也做過兩次震碎手術，都沒成功，因為不會痛，於是不去管它。沒想到尖端科技解決不了的問題，竟然在練氣之後解決了！

——游先生，48歲，建築業負責人

練出母奶充足

因為身體不好，所以懷孕時我一直擔心母乳會不夠，只要有人說吃什麼會增加母乳分泌，我就趕快買來吃。不過孩子出生後，不管怎麼努力，母奶還是不夠，尤其做完月子上班時要擠奶，常常擠得筋疲力竭，也只有九十CC，真慘！有一次，我嘗試著在擠奶前先練功，練到通體舒暢才去擠奶，結果輕輕一揉奶就噴出來，不到十分鐘就擠了一百五十CC，奶瓶都快裝不下了；不但量多了一倍，時間也縮短一半，實在太神奇了！有了這次的經驗，後來我都先練功再擠奶，真的是事半功倍呢！

——麥小姐，40歲，銀行員

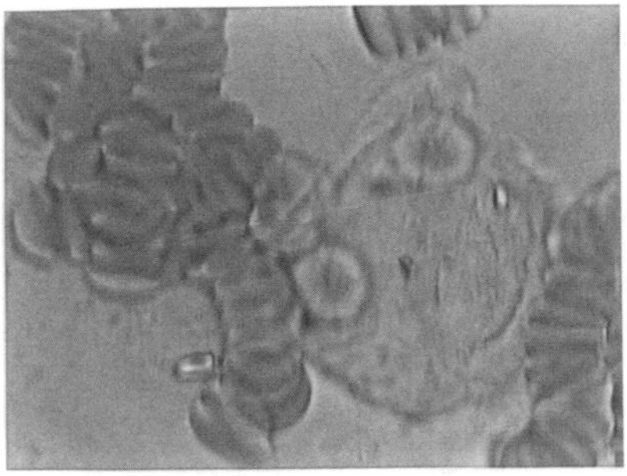

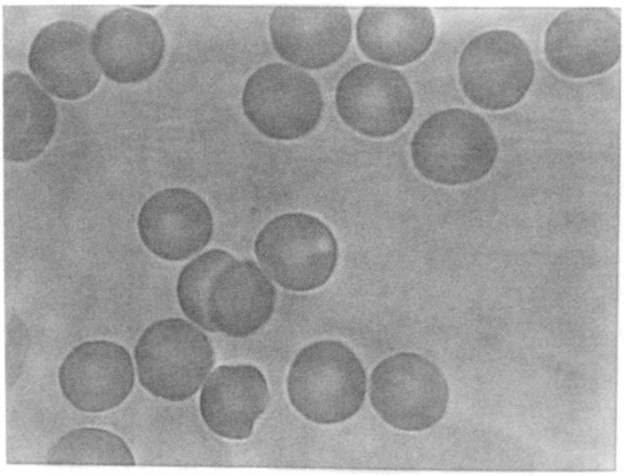

改善癲癇症

我在國二的時候得了癲癇症，家人和我都很難接受這個事實。父母親想盡各種辦法要醫好我的病。那時我做的一項檢查，是將一滴血液放在顯微鏡下檢驗，發現我的血液濃度太高，紅血球擠成一團，而且有很多雜質及尿酸結晶（見左圖）。

後來父親的同事介紹我們來梅門練氣功，李鳳山師父指導我練功並配合素食，我聽李師父的話，第二天開始不吃肉，慢慢地病情好轉。

十個月後我再去檢查，血液中的雜質都沒有了，紅血球也變得圓圓的、亮晶晶（見右圖），很漂亮。以前我大約一個月左右會發作一次，練功後時間慢慢拉長，兩個月、四個月……，到現在練功將近四年，已經超過一年沒有發作了！我知道只要好好練功，痊癒的機會很大。這一切都要感謝李鳳山師父！

——劉同學，19歲，五專學生

練掉淋巴結異常，練出好脾氣

我從小脖子上淋巴結異常，經常腫痛，練到現在縮小到只剩原本的三分之一大。此外，在十幾年前因為修車而傷到背部的筋骨、肌肉，咳嗽咳了十幾年，試過各式療法都沒有改善。沒想到才練功三個月，這些症狀就慢慢好轉，拉傷的部位好了、咳嗽也大幅減少，甚至還不知不覺瘦了十公斤。

去年腳拇指關節腫痛，幾乎無法走路，醫生說是尿酸中的普林質太高，要吃藥。我覺得是身體在排毒，二話不說繼續練功，不能站，就坐著甩，每天甩三個小時，三、四天就可以站立，二十天後，就可以出門了！很感謝李鳳山師父的功法，我連脾氣也練好了，以前開車橫衝直撞，現在懂得禮讓，也不容易生氣，並且願意為別人著想。

——藍先生，33歲，製造業負責人

改善香港腳

練功後，困擾多年的香港腳症狀改善，已經不痛不癢了，只偶爾有脫皮的現象，謝謝李鳳山師父！

——邱先生，57歲，製造業

練好鼻子過敏及季節性氣喘

我旅居美國休士頓，九十五年三月第一次看到《李鳳山平甩功》這本書，開始依書上的指示練習，剛開始每日甩不到十分鐘，之後逐日加長到二十分鐘。

起初，雙肩格格作響，有些擔心肩關節出問題，但平甩後胃腸蠕動而排氣，大便次數增多，宿便排出，我的信心加強，每日必甩。第四週胸前出現紅疹、奇癢，那時不知何故，但因醫院很遠，只好用爽身粉止癢，約一週就自癒了，於是更加勤甩不輟。慢慢地鼻子過敏症狀改善，停掉噴鼻子的藥，季節性的氣喘也沒發作了，腿力漸漸復原。

之前在五十歲左右時，因坐骨神經痛而發現脊椎側彎，經矯正無效，八十歲時不小心跌倒劇痛難忍，影響起居，九十五年九月趁回台期間，到梅門報名上正規課程，決心要徹底改善坐骨神經痛的老毛病，感謝李鳳山師父和梅門的師兄師姐，我會努力練功，以求自立自強。

——章老太太，85歲，美國

練到對生死達觀

因為身體免疫力下降，不斷地生病，於是開始練功，慢慢地睡眠改善，情緒較容易控制，對事情處理變得圓融，對生死也比較達觀了。

——王先生，45歲，投資業

練掉慢性過敏結膜炎及恐慌症

我因身體不適，會頭暈，有慢性過敏結膜炎、鼻炎，常覺壓力很大、很恐慌……，又經常感冒、心臟無力。以前依賴中藥調整，後來醫師建議練氣功，在多方比較之後，選擇梅門。上課後每天練習約一個半小時，練功三個月，眼膜就不紅不癢，身體柔軟度也比以前好很多，心情比較平靜，睡眠可增加到六小時。約五個月後心臟不再受氣候影響而無力，也不會恐慌了。現在頭暈和耳鳴完全消失，沒有再感冒，西藥也停了。

希望大家和我一樣，快點來練功放鬆自己，別讓壓力壓垮自己的身體和心靈！

——謝先生，43歲，業務主管

不用再吃氣管過敏的藥

練功前氣管會過敏，如果空氣不好或有人抽煙，就會一直咳嗽，都是用藥控制。現在我每天練功兩小時，兩個月後感覺氣管舒服很多，所以不用再吃藥了，目前情況一切良好，朋友都說我皮膚更亮，精神也更好。

——華女士，50歲，家管

我變快樂了

我練習平甩功已經三年多了，非常認同李鳳山師父「己立立人」的理念，所以很認真的練習，希望把自己照顧好，並進一步去照顧別人。有一天我練完功後心裡覺得很快樂，自己有點莫名其妙，因為當天並沒有什麼特別開心的事，但是心情就是很好，處理事情也很得心應手，感謝李鳳山師父教我們這麼好的修行法門。

——吳先生，45歲，會計師

改善退化性關節炎，從「膝」開始

凡人年齡漸大，身上的零件總是有些失靈，我也不例外，患有「膝退化性關節炎」。一次關節積水，嚴重時無法彎曲，不能蹲下，痛到難以忍受，就找醫師打針抽水，醫師說這是治標，日後還會再犯。因為已經不痛，於是心存僥倖，想大概不會那麼倒楣吧！不料大約一個多月後毛病又犯，首先是關節部位緊繃，很難彎曲和蹲下，不由心生懊惱。

此時有幸參加梅門養生課程，學習平甩功，看似簡單，但每日練習不輟，神奇的是疼痛緊繃感，居然在不到一個月就漸漸消失，膝蓋又行動正常了。沒有打針、抽水，效果卻是相同，讓我又驚又喜，衷心感謝李鳳山師父傳承的平甩功，我會持之以恆的練習，並告訴所有需要的人。

——張女士，60歲，退休教師

練好生理痛，變得開朗樂觀

練功後，以前莫名的咳嗽好了，還有會痛到全身冒冷汗的生理痛也好了；更奇妙的是心境的改變，從以前的內向冷漠，到現在的開朗樂觀、樂於助人，我的生活也越來越快樂。

戒菸戒賭

我做業務工作十幾年，染上許多惡習，抽煙打牌樣樣來，尤其是打牌，假日必打，而且都是打到天亮，太太勸到憂鬱症發作，我也知道不好，就是無法拒絕牌友的邀約。後來因為身體每況愈下，為了保養就來梅門練功，不出半年，朋友都奇怪，說我像變了一個人似的，不僅氣色變好，牌不打了，煙也不抽了。現在我逢人就推薦平甩功，好東西要和好朋友分享啊！

——尤先生，45歲，業務副理

克服婦女病

婦女病困擾我十六年。年輕時，剖腹產下三個小孩，生下老三

——鄭小姐，38歲，食品業

後，就常到各醫院的婦科報到。千篇一律，醫生都説是細菌感染，內診、塞藥、吃藥，症狀時好時壞，後來改吃中藥，也沒能改善，索性放棄治療，與病共存。

九十四年開始學習梅門氣功。那年夏天，惱人的婦女病好起來，十六年來第一次感受到乾爽的生活，內心沒有太多的高興，反而有些感傷，為什麼這麼久才接觸到梅門呢？在外面也打了十年的太極拳，卻在練了梅門的功法不到三個月，更年期的症狀，像失眠、耳鳴、重聽、頻尿、漏尿、心悸、潮熱、情緒低落……，通通消失了，真是不可思議！

不只消除病痛、體力變好，心境也和以前不同，凡事都往好處想，敏鋭度增加，內心常保喜悦，感受到天地間造物者的慈悲與恩德。感恩祖師大德把不可思議的功法傳下來，並感謝李鳳山師父的諄諄教誨。誠摯地呼籲大家，除了醫藥和手術刀，我們有更好的方式來照顧自己的身心。

——彭女士，50歲，家庭主婦

練掉胃潰瘍、五十肩和飛蚊症

練功前有胃潰瘍、五十肩和飛蚊症的毛病，後來每天練功一小時，三個月後，胃只有一點脹氣，本來看東西好像水裡有髒東西，現在不會了；五十肩也不痛了。

——林女士，65歲，家管

網球肘練好了

因職業關係，長期伏案書寫文件，造成手臂嚴重痠痛，醫師說這是俗稱的網球肘，必須長期復健，且最好少用手做事。幾個月來，每天風雨無阻到醫院報到，仍無起色，後來鄰居介紹到梅門練功，兩個月後，已漸不痛，迄今一年來幾乎不再有痠痛的情形。

另外，我先生長期在國外工作，我告訴他練功的喜悅，他就每天練習一至兩小時，竟改善了長年困擾的異位性皮膚炎，這都要感謝李鳳山師父傳承的功法，帶給我們健康。

——謝小姐，40歲，教師

練回柔軟有彈性的乳房

我因纖維囊腫動了兩次小手術，九十四年底再度因乳房多發性纖維囊腫合併鈣化開刀。雖是良性，但罹癌機率比較高，讓我恐懼不安。

回想高中時，夏日午後經常頭痛，每每持續至夜晚才緩和下來；中年以後，又患了腸胃炎、子宮肌瘤、乳房纖維囊腫等病症；近年更是臉色黑暗，三天兩頭就頭痛，神經緊繃，偶而還會有頭頸顫動、肩膀痠痛、手肘無力、脹氣……等種種現象。

十二月開始練梅門平甩功，至今未有一日間斷，很多毛病漸次好轉，肩痛、脹氣及肢體水腫消減很多，頭痛也改善，每天神清氣爽。

去年手術去除病灶的乳房又逐漸硬化萎縮，嚇得我加緊練功，每天練兩小時以上，現在已恢復柔軟和彈性了。回想以前臉色暗黃，現在清明潤澤，對未來又重燃希望，非常感激李鳳山師父！

——童女士，55歲，家庭主婦

改善心，改善睡眠

以前不容易入睡，即使入睡也很淺眠，又常做惡夢，醒來覺得很累。練功後變得很好睡，做夢的狀況也少了許多，睡醒時精神飽滿，很感謝李鳳山師父！

——陳小姐，32歲，心理醫師

改善血管疾病

我自小酷愛運動，體育成績總是全班第一，始終是班隊、系隊和校隊，上班後仍從事各式球類運動，在家則每天伏地挺身、仰臥起坐、練啞鈴……，從未間斷。

家族有心血管的遺傳病，但我想運動的人應該不會生病吧！不過四十五歲時我病了！有一天胸口很悶，到醫院做檢查，確定右邊冠狀動脈不堪使用，醫師判斷大約將近九十歲了，手術裝三支支架，醫師還抱怨血管鈣化一碰就碎，很難裝！術後不到兩星期發生血栓，再裝上兩支，光醫藥費就三十多萬元。

「沒有健康，一切都是假的」，只有生過病的人才能真正體會這句話。自開始學習梅門氣功，我就認真的練，感覺全身輕鬆、呼吸順暢。兩個多月後，原本品質不佳的睡眠、胡思亂想的憂鬱症、情緒不安……等症狀，漸漸都改善了，雖不能像年輕時生龍活虎，但已不用擔心健康惡化，自己也開朗多了！

——汪先生，46歲，業務

降低物質欲望

以前胃火太旺，練了功之後，睡眠較沉，情緒變穩定，對物質欲望也降低了。

——吳先生，31歲，上班族

不再恐懼老與病

人近中年會特別重視健康問題，但隨著年華老去，無力感日益增加，深感非人力可控制，朋友聚會總是離不開「誰生了什麼病」的話題，相互感歎時光無情。

但練功後，我不但身體健康，精神更是一天比一天好。每天早上醒來神清氣爽，覺得自己又更健康，功力又更深厚，健康由我不由天！我現在計算年齡，是以進入梅門算起，稱之為健康元年，所以今年我才五歲，已不再恐懼老與病，更沒有「日薄西山」的感歎，每天都很快樂。

——林女士，54歲，退休公務員

對音樂的體會更細緻了

我從小學習鋼琴和中國笛，迄今已十多年，畢業後也一直從事笛子教學和表演工作，經常一練就是數小時，長期下來導致肩膀痠痛、僵硬，吹奏時也無法深入丹田，加上工作忙碌，夜晚經常失眠。

九十三年開始練習平甩功，當晚就睡得又沉又香，隔天醒來神清氣爽，後來也調整飲食習慣，身體變輕鬆，吹奏更省力，技巧也比以前進步。平甩功讓我對音樂的體會越來越細緻，也對自己越來越有信心！

——李小姐，25歲，音樂老師

降低胎兒蛋白指數

我因為患了肝腫瘤，孩子帶我來練功，我每天練三至四小時，沒想到只練三個月，胎兒蛋白指數就正常了，而且以前手會不由自主的抖動，走路也會歪斜，竟然都好了！

——羅女士，60歲，家管

練功讓我變穩定

我自小體質就很敏感，害怕獨處，某些地方會讓我不安，比如北二高某幾個出過事的路段，即使再怎麼累，或者有人陪著，我也不敢睡；就算睡著了，也會醒來。我曾去收驚，也藉助宗教的力量，唯效果有限。但是，練功後我變得穩定，現在練到太極拳班了，也敢一個人到遠地出差，深深體會李鳳山師父所言：「一正避百邪」的道理。

——林小姐，28歲，資訊業

我的孩子不用健保卡

一般的孩子很容易感冒，但我的孩子在三歲時就開始練氣功，他比同齡的孩子少感冒，健保卡也只用了兩次，都是去檢查牙齒。記得第一次使用健保卡是在五歲時，醫師很驚訝，他說其他的小病人，都不知道用幾百次了，我兒子竟然沒用過？我很慶幸選擇李鳳山師父的功法來鍛鍊孩子，讓他這麼健康！

——莊先生，38歲，公務員

不用吃安眠藥及抗憂鬱藥物

我父親自從做了心臟繞道手術後，身體就很不舒服，嚴重影響睡眠，必須吃安眠藥及抗憂鬱藥物，慢慢用藥量增加，且有上癮現象。父親有所警覺，便聽友人介紹開始練習平甩功，練功之後睡眠品質好轉，於是開始慢慢減少藥量，八個月後停止服藥，他現在完全靠練功來保持身體健康，十分感謝李鳳山師父。

——陳先生，45歲，服飾業

改善膝蓋臏骨外移

九十五年夏天因右膝蓋臏骨外移，醫師說要做侵入性手術，我下定決心，每天練習平甩功不輟，不久就開始好轉，不必做手術了，另外長期肩頸僵硬也改善了。

——鄭小姐，50歲，上班族

骨質密度變年輕

我的糖尿病史有三十幾年了，心臟又閉鎖不全，另有膝蓋發炎、飛蚊病、白內障……等一大堆問題，身體狀況很差，三天兩頭跑醫院，每次都帶一大包藥回家吃。三年前先生過世，我一個人獨居，晚上睡覺常常擔心隔天醒不過來，更怕沒人知道，幫忙通知遠地的兒女。

九十二年到梅門練功後，身體越來越好，以前必須隨身攜帶的舌下含片（救心），醫師說可以不用吃了；糖尿病要打的胰島素也減量了，膝蓋腫脹改善了，白內障、飛蚊病也好了。現在我不但身體健康，還可以幫忙帶孫子，可以到梅門當義工，日子過得很充實。今年做定期健康檢查，醫師說我的骨質密度只有三十幾歲。女兒說那我不就跟她一樣大嗎？我真的好開心，謝謝李鳳山師父！

——林女士，62歲，家管

教育界的創舉

——稻江科技暨管理學院學生練功心得摘錄

「大學之道，在明明德」，明德實以修身為本

稻江科技暨管理學院首度開辦「梅門氣功通識課程」，共兩個學分，引領大專院校「修生哲學」風潮，以「養生教育」平衡身心發展，堪稱國內之創舉，將氣功課程納入學制體系，落實地從根本上推廣。

學子們經過鍛鍊後，不論在身體、情緒及日常作息各方面，均日漸健康，進而啓發其服務大眾及助人為樂的胸懷，真正成為國家社會未來之棟樑。

他們的練功心得字字真情，打動人心，特選輯部分與讀者分享，

並見證平甩功確為現代人的養生寶典，乃培育德智兼備之現代青年不可或缺的重要課程。

作息正常，持續力增加

養成每天定時練平甩的習慣，生活作息慢慢變正常，也會定時背單字、讀書……，讓自己不再只有三分鐘熱度。

——動畫與遊戲軟體設計學系　賴同學

心境放寬，鼻塞變好，呼吸平順

練功讓我在心態上有所改變，慢慢地從不甘心、窮操心變成寬心，身體也逐漸變好，鼻子不再堵塞，游泳時呼吸也不那麼急促，很感謝學校開了這門課。

——幼兒教育學系　閔同學

排泄順暢，瘦身

練功一學期，排尿排便都非常順暢，而且瘦了三公斤。

——休閒遊憩管理學系　薛同學

青春痘減少很多

以前我的青春痘長得非常多，但練了平甩功之後就減少很多。

——資訊管理學系　盧同學

全身舒暢，好眠

平甩功練完，感覺全身舒暢，而且那晚特別容易入睡。

——資訊管理學系　黃同學

改善便秘，睡得好

每當在課堂上做完平甩功，就能順利排便，這對有便秘困擾的我，真的幫助很大，另外若是當天有練習平甩功，那晚會睡得特別好。

母親最近檢查罹患肺癌，我買一些抗癌的書籍回來閱讀，有幾本書的作者（這些作者都是醫生）均提到李鳳山師父，讓我見識到梅門氣功的影響力與功效。有此機緣認識梅門氣功，甚至參與功法練習，是我人生中一大福氣，因為只要多練功，就能增進身體健康，有健康的身體才能做許多事情。雖然學期結束，我也畢業了，但是我會繼續練功！

——資訊管理學系　陳同學

修復拉傷

有一次我不小心摔跤，手臂和頸部稍微拉傷，我馬上練平甩功，甩了三十分鐘左右，痠痛的感覺就沒了，滿不可思議的！

——資訊科技學系　陳同學

不再畏冷，經期正常

練習平甩功後不再像以往那麼怕冷，需要裹著棉被才能出門了；而且意外發現，我的經期也恢復正常了。

——餐旅管理學系　洪同學

讓我有朝氣、有活力

大學四年來，第一次上到這麼活潑的課，我上這門選修課，特別有朝氣、有活力！

——餐旅管理學系　羅同學

練到不生病

梅門氣功讓我受益良多。一學期下來，我都沒生過什麼病，這種感覺真不錯。

——營養保健科學學系　呂同學

身體放鬆，思緒清楚

練功後，不僅身體放鬆了，思緒也比較清晰。

——運輸與物流學系　謝同學

心平氣和，培養自信

自從接觸氣功之後，我的心比較安定，容易心平氣和，不再心浮氣躁，藉由練氣可培養自信心、克制嫉妒心，並樂於助人。

——資訊管理學系　陳同學

心境轉換

李鳳山師父告訴我們不應該只會怨天尤人，而是將抱怨的時間做一些對別人有意義的事，在幫助別人的同時，對方就會像一面鏡子，照出自己真實的美善或醜惡面。

——財經法律學系　鍾同學

放鬆解壓

這堂課不用動腦筋思考，反而要學會放鬆解壓，我覺得不像是上課，倒像是一種享受。

——公共事務管理學系　王同學

修心養性，品德提高

梅門氣功的課程，對我最大的幫助就是修心和養性，並且可以提高一個人的品德。

——幼兒教育學系　楊同學

輕鬆自在，增加身體協調性

學了梅門氣功後，我投球都覺得整個肩膀變得很輕鬆自在，協調性也變好了。

——運輸與物流學系　康同學

改變脾氣

一天一點地從《李鳳山養生之道》一書中得到新的領悟，這本書是豐富人生道理的好書。在練功中學會放鬆，這真的改變了我的脾氣，比較不暴躁，做事前會先想清楚再做。

——應用語文學系　何同學

克制脾氣

我從小就是一個脾氣火爆的人，一直無法克制自己的脾氣。這個學期，選修了梅門氣功，練習時間漸增，我越來越少跟別人硬碰硬。有一天參加朋友的家庭聚會，因為朋友的母親說話比較衝，我心中生起一股無名火，幸好在爆發的前一刻，腦中出現了李鳳山師父書上「恥化干戈」這句話，讓我吞下怒火，也保全朋友的面子。

——財經法律學系　陳同學

心更平靜

很奇怪，開心的練習平甩功，心就越來越平靜。

——國際企業管理學系　蘇同學

戒菸，鼻子過敏好轉

我是個無法熟睡的人，但是經過三個星期練功，我發現睡眠品質變好了。我有抽菸的習慣，一天需抽到一包，但現在一天最多抽三支菸。我的鼻子原本就會過敏，現在有好轉的跡象，說真的，我超級高興！

——國際企業管理學系　張同學

圍牆裡的洗禮

——台中女子監獄戒治人員練功心得摘錄

台中女子監獄從九十四年十一月起到九十五年五月，針對戒治人員展開特別計畫，讓受刑人練習平甩功，並且全面素食。經過平甩功洗禮的學員，不僅身體變健康，性情也更穩定，對未來充滿正向的期許。謹摘錄其中數則練功體證，與讀者分享，一同見證中國傳統鍛鍊法則的神奇效果。

睡得好、變漂亮、有耐心

每天練習平甩功，半年之後，就感覺睡眠品質大幅提升，而且大家都說我變漂亮、肌膚有光澤、個性也變得比較有耐心，不與人計較。很多同學因此喜歡跟我聊天、談心，由此我深深的體會到：平甩功是以最簡單、最輕鬆的方式，帶來健康的一生！

——許女士，57歲

人生的轉捩點

每次上課都有收穫，尤其是師兄師姐的指導與鼓勵，實在很感恩，進台中女監，成為我人生很大的轉捩點。

——林女士，47歲

健檢過關

看了健康檢驗報告，發現之前有紅字的，這次大部分都變正常了，練平甩實在是太神奇了！

——曾女士，37歲

心量變大，懂得忍耐

以前我比較不懂得「忍」，常會自暴自棄，甚至發脾氣，但是練功之後情緒較穩定，忍耐度提高，學會以平常心待人，更懂得寬恕，心量變大，凡事會先檢討自己，往好的方向去想。

——謝女士，41歲

練好氣喘和經痛

練氣功之前我有氣喘、子宮肌瘤，經期來會劇烈疼痛。以前（進入監獄前）經常吃藥住院，今年因為練功，在監獄內氣喘藥吃得較少了，睡覺時不再手腳冰冷，經期來也不再那麼痛，情緒很少起伏。

——洪女士，39歲

少生氣，情緒穩定

我發覺我很少生氣，不高興的事很少記得，情緒維持穩定狀態，也是一種幸福。

——洪女士，39歲

新陳代謝變好，心平氣和

練習梅門平甩功之後約兩個月，發現新陳代謝變好，很少偏頭痛，身體也感到輕鬆。再加上飲食習慣的改變，身心都覺得很舒適，現在做很多事都能心平氣和，看書、做事也可以更專心、得心應手，特別是睡眠品質變得很好。

——蔡女士，37歲

練出強壯的氣管

我從小氣管就非常差，天氣一冷就會喘和咳嗽，但現在這些症狀好像沒有再發生過了耶！

——林小姐，26歲

變開朗，明是非

靜坐讓我體會很多，以前性子較急，現在變得有耐心多了，心也變得開朗，知道什麼該捨、該得，這真是我的福緣，感恩李鳳山師父。

——林女士，50歲

醫學界的肯定

氣功科學在醫學實驗已有數十年，所獲得的數據及成果早已證實氣功對人類身心確實有改善的功效。氣功已不再是摸不著邊的玄學，而是一門值得深入探討的學問。

來自世界各地、男女老少、各行各業，都有人在練習平甩功，每個人因不同的機緣和目的而來，但透過腳踏實地的鍛鍊，他們都得到了健康、快樂和希望。

其中，更有許多從事醫學工作的朋友們練出體證。在這裡，他們願意突破傳統觀念的限制，和讀者們分享他們的練功心得。

限於篇幅，謹摘取數則為代表，請聽他們怎麼說……。

強化免疫力，調整腺體機能

練功可促進氣血循環，正如李鳳山師父所說，現代人多病，都因為循環不好，所以只要有練，小則有運動，增加心血管灌注量，讓新陳代謝由慢變快；多則練出更細緻的氣脈循環，能深入更微小的血管，在細微之處進行補充、交換，進而強化免疫力，調整各腺體機能，以達到平衡，所以連不明原因的荷爾蒙分泌過多或不足等問題，都可以藉由練功漸漸恢復正常，而不必靠藥物調整，達到真正的健康。當身體越平衡，心理也就越穩定，與以往病痛纏身相較，著實令人喜極而泣，所以說練出真正的感恩心、慈悲心，的確其來有自。

——藍小姐，護理師

練功改善左肩疼痛、視力減退和失眠

根據美國的資料，百分之五十的牙醫師都是因為左肩問題而退休，我之前也一直被肩膀的疼痛困擾。但自從九十五年學習平甩功後，每日練習一百二十分鐘，一個月內把肩膀練好了。

除此之外，我本來腸胃不好，吃蘋果時會拉肚子，現在也不再有這個問題；還有原先視力減退的現象也變好了，睡眠可以一覺到天亮，也不再常感冒了！李鳳山師父的平甩功真的很好，我特別又買好幾本李師父的書去送朋友，希望大家也能得到健康。

——方先生，牙醫師

平甩功讓我們得到健康和快樂

國中時因為功課壓力，十二指腸嚴重潰瘍，痊癒後就希望自己也有能力幫助別人，十八歲開始捐血救人，但仔細想想，即使是把血全捐出去，又能幫助幾個人呢？

現在我有能力讓病人免於疾病的困擾，卻越來越覺得所能幫助的人有限。就連自己也因為工作量過大而病倒了。正巧那時參加李鳳山師父在國父紀念館的演講，於是開始練平甩功，說也奇怪，原本四肢倦怠、頭暈、頭痛、流鼻水的症狀，在平甩三十分鐘之後，立刻有所改善，以前通常要拖一個月以上！

我相信每個人都能因為平甩功而得到健康和快樂，自己在持續的鍛鍊中，身體也始終持盈保泰，我將這樣愉快的體證和病患們分享，讓他們也能得到真正的健康。

——趙先生，整型醫師

增加細胞活力、了解生命之道

從生理學體液循環的角度來看，體液（血液和淋巴液）會因地心引力的作用，一波波流向末梢，健康的身體會自然啓動迴流系統，打開瓣膜自動回流，我有過手腳脹到某一程度突然一下子變輕鬆的體證。練得更久的人回流的功能變好，自然地幫助心血管功能，心臟負荷低，血壓自然下降，心搏次數也可下降。

平甩功具備了「排除、循環、補充和平衡」四大要件，而且簡單易學、不需道具、不需特殊場地、不需消耗太多體力（對體弱、重症、高齡長者尤其重要）。

生命就是要有活動，身體器官系統活動得好，生命力就越旺盛，平甩功的確可細微到讓細胞個體活力增強。從生化學的角度而言，體內蛋白質的轉變至少需要運動達三十分鐘以上，這也說明了為什麼平甩功至少要練習三十分鐘。

氣功引發了身體的氣機，只要用心練，時間久了每個人都可體證到「氣」的存在。「氣」對生命之重要性不亞於血，但因現代之科學尚無法予以定位，西方醫學對生命之了解，就是缺乏「氣」的概念，故需更多有所體會的人站出來證實，從而了解真正的生命之道。

最適合現代人學習的養生功法

中醫講：「不通則痛，通則不痛」，一個人的氣血順暢，疾病就好了。我曾經肩膀拉傷、腰扭傷，這些運動傷害，透過練功都復原了。氣功不但促進氣血循環，也能使人元氣充足，相對的，身體的恢復能力及自療能力就非常快速。像我每天工作時間很長，但每天撥時間練功半小時到一個小時，身心都可以保持在很好的穩定狀態。

——沈先生，牙醫師

我認為李鳳山師父的平甩功，是最適合現代人學習的養生功法！

——顏先生，中醫師

平甩的故事，說也說不完……
說也說不完……

您「甩」了嗎？
只要經過平甩功的洗禮，
您也會再造生命的奇蹟，
擁有健康、快樂、幸福的人生！

附錄

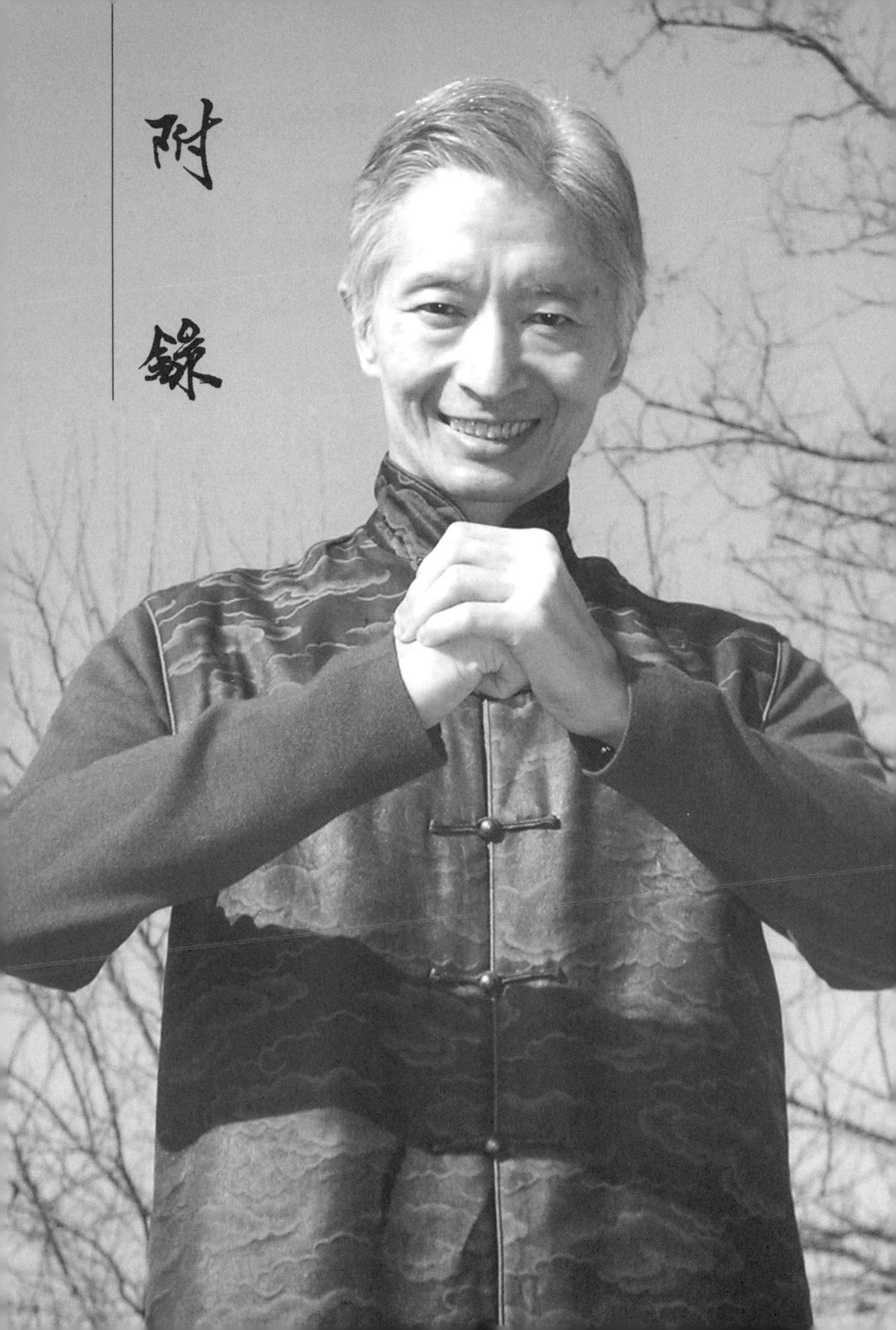

體證檢索表

整體性對治

① 腦

② 頭頸部

③ 胸腹

④ 腰胯

腰痠
P.025、P.138、P.172

腎結石
P.201

攝護腺癌
P.133

肝撕裂性外傷
P.117

肝硬化
P.143

便秘
P.226

頻尿、漏尿
P.211

糖尿病
P.038、P.133、P.222

鮪魚肚
P.047

⑤ 背

背痛
P.138、P.204

僵直性脊椎炎
P.153

⑥ 手

網球肘
P.213

手挫傷
P.226

⑦ 足

膝退化性關節炎
P.209

膝蓋臏骨外移
P.221

香港腳
P.205

水腫
P.214

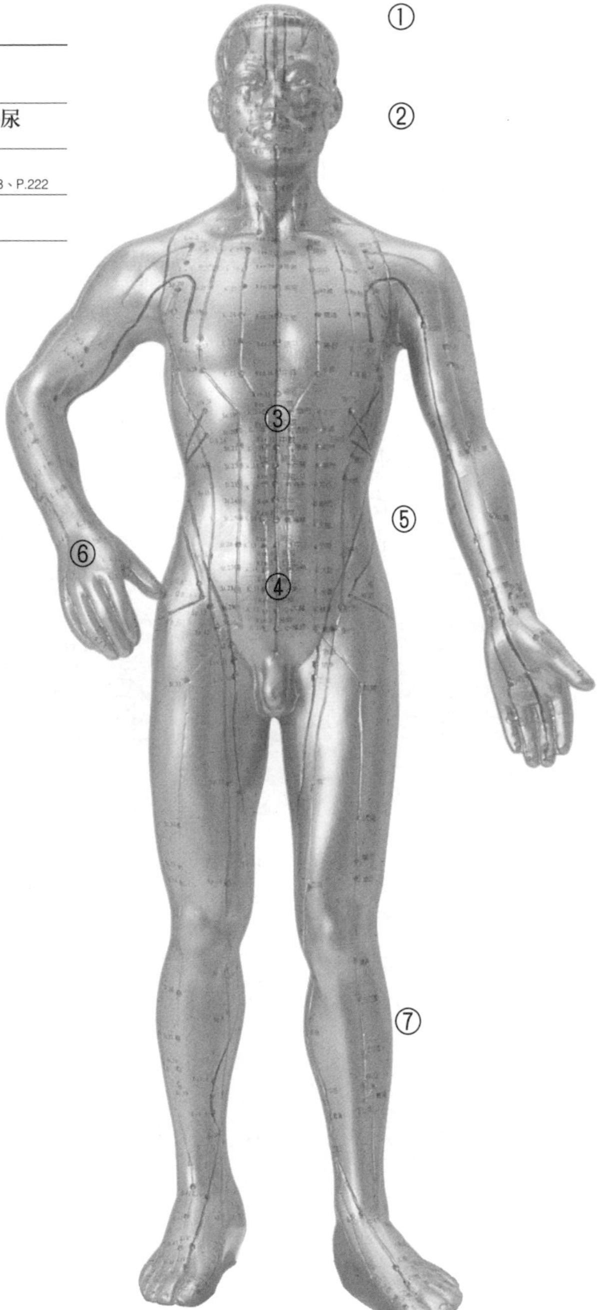

平甩特攻隊・平衡全世界

民國九十二年，全球經歷SARS瘟疫恐慌，李鳳山師父為穩定社會人心，發心普傳「平甩功」，行腳全球舉辦公益普傳活動，並發行《平甩的奇蹟》隨身祕笈，將平甩功帶到全世界，這本隨身祕笈至今已有中文、日文、英文、西文及法文版。平甩功創造了新世紀的養生風潮，成為現代人追求的健康法寶。

自活動以來，我們收到來自四面八方的迴響，知道平甩功已經普及世界的許多角落，更創造了許多感人、神奇的事蹟。我們非常感動，更感謝這些朋友與我們分享經驗，讓大家更有信心！

樂於練功的您，若有任何練出來的反應，請直接向梅門家族詢問。平甩功讓您我成為一家人，無論您在世界的哪個角落，我們都樂意幫您解決問題。這股練出來的氣機和能量，就是最真摯的心心相印！

您加入「平甩特功隊」了嗎？

讓平甩功改變您的生命，帶給您所愛的每個人。誠摯邀請您將練功心得與全世界的朋友分享，鼓勵更多人。讓我們一起來發心，幫助更多的人創造健康！

來稿請寄「一〇〇台北市中正區信義路二段一八九號，梅門一炁流行養生學苑出版組收」，或電傳至friends@meimen.org。

更多平甩的體證，請上youtube蒐尋【李鳳山師父平甩功見證】

練功心得分享

日期：＿＿年＿＿月＿＿日

姓名：　　　　　　年齡：　　　職業：　　　　　連絡電話：

地址：　　　　　　　　　　　　　電子信箱：

請問您什麼時候開始練習平甩功：　年　月　日　是否天天練？□是□否

請問您爲什麼來練功？

您每天練習平甩功多久時間？

□10分鐘　□10～30分鐘　□30～60分鐘　□其他

請問您的飲食方式：□素食　□葷食　□生機飲食　□其他＿＿＿＿＿＿

請描述您練功前的身心狀況：身體病症、習氣(抽菸或喝酒……)、脾氣、心理狀態、接受過的檢查和診斷、做過哪些治療……

您練習多久之後感覺有所改變？譬如身體、心理、飲食、生活習慣、情緒、睡眠、待人接物、人生觀、做事方法等……

您最想告訴大家的一句話，譬如自己練功獲得的好處、感謝的話、鼓勵有相同狀況朋友的話……

◎如果您確實按照李鳳山師父的方法練習平甩功，您必定會得到您所想要的——健康和快樂，請一定要和我們分享您的喜悅，讓您的快樂加倍，同時也鼓勵與您有相同狀況的朋友一起來鍛鍊，感謝您的合作，祝一切順利！

◎請傳眞至02-2321-6909或寄電子郵件信箱friends@meimen.org

平甩救世團

每日健康一甩，每月幸福100

有道是「眾人平甩，集氣斷疾」！當愈多人齊為凝聚善與愛的讓平甩功改變您的生命，帶給所愛的每個人！

希望大家「每日健康一甩」的同時，響應「每月幸福一百」的活動，每月愛心捐款100元贊助平甩公益普傳活動，一起加入「平甩救世團」！

《平甩救世團捐款專戶》

戶名：社團法人中華民國梅門一氣流行養生學會
郵政劃撥帳號：19728050
銀行匯款：第一銀行（007）光復分行
帳號：153-10-050857

李鳳山師父簡介

打造現代烏托邦的生命實踐家

「無論我到哪兒，都能使人日子過得更好、更舒泰、更自在，我也就更加的穩妥。為全世界的快樂，我只做該做的。」

——李鳳山師父

李鳳山師父，家中世代修道習武，成長時期憑著一股行俠仗義的傻勁，頗多機緣巧遇，先後得到修道隱士、武學奇人傾囊相授。父親格言：「現在這個時代，要做勇士，不要做烈士。」

一九八七年，李師父參與國科會「生物能場」實驗，將氣功提升至科學領域，獲得突破性成果，證實了中國源遠流傳的修行法門，確實對人類身心靈帶來極大的開發潛力。一九八九年成立「梅門一氣流行養生學會」，讓學習者有良好的共修環境，也在師父感召之下，紛紛加入義工行列，不談利益，只談公益，一起為人類的幸福而努力，並幫助了許多罹患重症或宿疾的人，因鍛鍊獲得重生。

二〇〇三年，世界瘟疫SARS席捲全台，李師父發願與病毒賽跑，帶義工四處行腳，教大家練「平甩功」，讓人人有一套自我鍛鍊的法則，進而己立立人，一起幫助更多人。「平甩公益」從大城走向小鄉，從台灣走向全球，為全世界的和平與穩定，永不止息地努力……。

李師父說：「我們所做的一切，都是為了傳播愛，因為愛而讓人有上進之樂。」

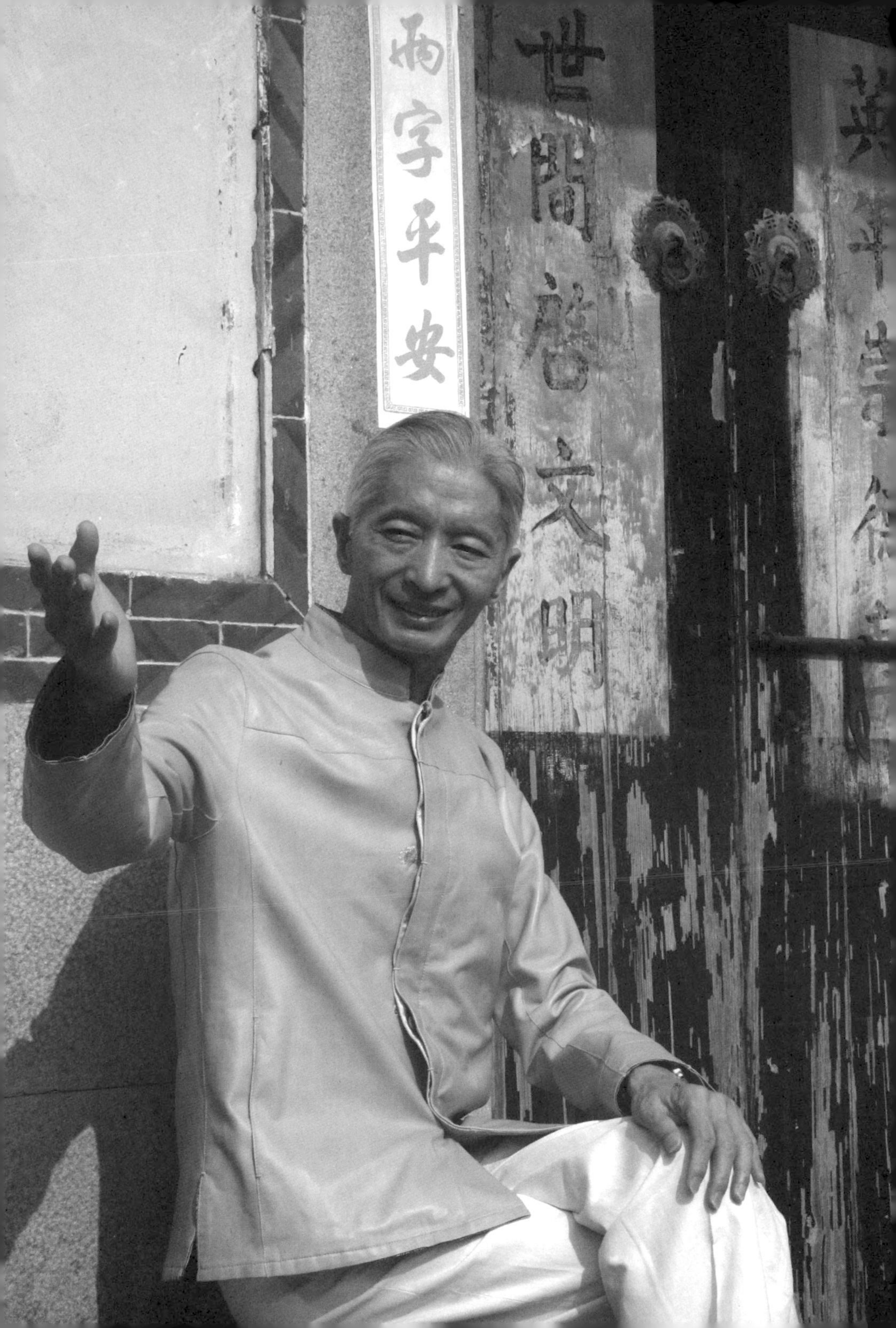
兩字平安
世間啓文明

各界肯定

◎一九八七年，「國科會」氣功研究顧問

◎一九八九年，「梅門一氣流行」創辦人

◎二〇〇〇年，年榮獲「全球中華文化藝術薪傳獎」

◎二〇〇三年，SARS席捲全台，率領義工行腳，推動全民健康練平甩，穩定社會人心。

◎二〇〇四年，榮獲「世界武術名人堂」，獲頒「先鋒傳奇獎」，為首位獲此殊榮之華人。

◎二〇〇五年，榮獲「中華民國社會教育推展有功人員獎」。

◎二〇〇六年，「日本東京大學醫學研究所」腦波實驗顧問。

◎二〇一〇年，於「國際諮商治療醫學年會」發表平甩功科學實驗，獲頒「傑出服務成就獎」及「身心靈健康整合獎」。

◎二〇一二年，受邀參加「祕魯國際藝術節」，三天內登上媒體五十餘回，成功推動國民外交。

◎二〇一二年，獲頒行政院體委會「體育推手獎特別獎」

◎二〇一二年「梅門德藝天地」榮獲行政院文化部「台灣文創精品獎」服務大獎。

◎二〇一〇年～二〇一三年及二〇一三～二〇一六年「梅門德藝天地」連續榮獲經濟部頒發「創意生活產業優質企業」。

◎二〇一二年～二〇一四年「梅門食踐堂」連續榮獲經濟部評選「台灣優質餐廳」暨「台灣美食認證標章」。

◎二〇一三年，帶領梅門弟子受邀參加北美洲規模最大的「國際中國武術錦標賽」，榮獲十面金牌、五面銀牌及十面銅牌，以及青少年男、女總錦標，為國爭光。

◎二〇一五年，榮獲美國國會頒發「促進世人健康卓越成就獎」。

李鳳山師父著作

❖《李鳳山養生之道》／商周出版，二〇〇一
❖《李鳳山上班族養生之道》／商周出版，二〇〇二
❖《平甩的奇蹟》多國語言(中英日西韓德法)／梅門一氣流行出版，二〇〇三陸續出版
❖《口傳心授平甩功》（教學音碟）／梅門一氣流行出版，二〇〇三
❖《李鳳山平甩功》／商周出版，二〇〇五
❖《李鳳山師父品樂集：情／（音樂光碟）／梅門一氣流行出版，二〇〇五
❖《李鳳山師父平甩的震撼》／商周出版，二〇〇七
❖《精～白蛇傳奇》影音書／梅門一氣流行出版，二〇〇七
❖《取經～西遊歷險記》影音書／梅門一氣流行出版，二〇〇八
❖《一氣流行筆記書》／梅門一氣流行出版，二〇一〇
❖《李鳳山師父品樂集：俠（音樂光碟）／梅門一氣流行出版，二〇一一
❖《李鳳山師父自馭之道》／商周出版，二〇一二
❖《李鳳山師父飪養之道》／商周出版，二〇一二
❖《平甩靜坐導引》（教學音碟）(中、英雙語)／梅門一氣流行出版，二〇一二
❖《李鳳山師父平甩濟世教學DVD》(中、英、日、西、粵五國語言)／梅門德藝文創出版，二〇一三
❖《Qi-The Key to A Whole New Life》／梅門德藝文創出版，二〇一四

城邦讀書花園http://www.cite.com.tw/
PChome網購：http://www.pcstore.com.tw/meimen/
欲知更多養生資訊，請至梅門官網www.meimen.org

梅門志業四大綱宗

崇德 教養生

發揚聖德・教授養生

・養生學苑：全面服務，身心成長。

・公益活動：全民平甩，關懷弱勢。

・國際行腳：宣揚健康，世界和平。

廣業 傳文化

廣大盛業・傳承文化

・梅門功藝坊：多元表演，創新武藝。

・文化才藝課：傳承六藝，人才培育。

・國際藝術節：國際交流，發揚文化。

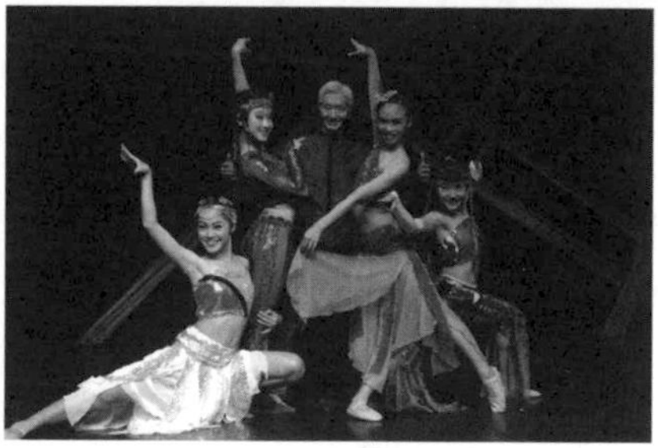

梅門功藝坊—
李鳳山師父發揚中華文化，培育專業大小金牌功夫演員，年年海內外受邀各項演出

天下安定・落實教育

・兒童武學：規矩養成，文武雙全
・成人養生：鍛鍊強健，性靈提升

樂玩推休閒

樂化育才・推廣休閒

・梅門飪養：四季五行，涵養調理
・梅門飲居：遵古甩茶，純粹淨化
・梅門之衣：中西融合，依附貼切
・梅門賞廳：藝文展覽，遊藝煉心

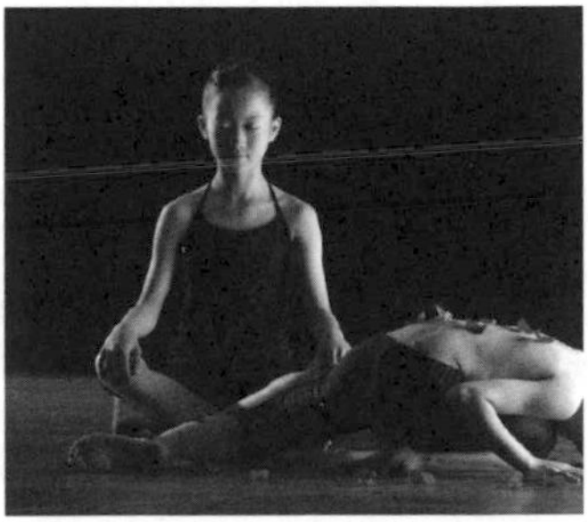

兒童武學—
動靜兼修，穩定心性

梅門一氣流行

「梅門一氣流行」是創辦人李鳳山師父益助全人類的修養志業。秉尊「崇德、廣業、安居、樂玩」，倡導「練功、吃素、發大願」，以古今智慧融合的養生觀念，積極發展於生活各個層面，幫助大眾身、心、靈全面調理，體悟修行，豐富生命。

李師父說：「上天會為一個好人而延長地球生命，一個好的團體，力量就更大了！」這就是「梅門」的聚合：這個團隊秉持「公」（天下為公）、「義」（忠肝義膽）的精神，建立和平基地，立足方圓，胸懷大千，廣傳濟世救人的平甩功，年年將養生健康、文化演藝帶到世界各國，真誠落實個人小同，凝聚世界大同。

梅門一氣流行
地址：台北市中正區信義路二段一八九號（捷運東門站7號出口)
電話：(02)2321-6677　傳真：(02)2321-6909

梅門官網www.meimen.org.tw

臉書FB--梅門meimen

梅門部落格--看見梅門 看見健康、幸福

讀者服務信箱：friends@meimen.org

梅門公眾號，歡迎加入

梅門各地道場

國別	城市／館別	地址
中華民國	台北總館 (梅門德藝天地)	台北市中正區信義路二段一八九號（捷運東門站7號出口）(02)2321-6677
	台北敦南館	台北市敦化南路一段261號B2（近仁愛圓環）(02)2700-5008
	台北防空洞	台北市延平南路87號B1(近中山堂 合作金庫樓下)(02)2389-7788
	梅門六調通修生館	台北市林森北路107巷69號
	淡水修生館 梅門快穩準	新北市淡水區新市二路3段與崁頂路交叉口 (02)2620-3999
	三重修生館 梅門順轉合	新北市三重區中正南路248號B1
	梅門創藝島藝術工坊	聯絡人：賴秉銳0952-373-238
	宜蘭	宜蘭縣羅東鎮中正路130號2樓（羅東鎮農會中正辦事處樓上）(03)956-1760
	基隆	基隆市延平街7號(智仁里活動中心三樓) (02)2321-6677
	桃園	桃園市大連二街10號 (02)2321-6677
	中壢	中壢市永樂路42號 (03)426-3474
	新竹修生館	新竹市東光路192號B1（山燕科技大樓） (03)574-5874
	大義山莊	新竹縣北埔鄉大林村二寮八鄰14號 (03)580-3663
	台中	台中市中美街365號 (04)2310-3188
	台南	台南市西門路二段351號8樓(民族路口，凱基銀行樓上) (06)228-2275
	高雄	高雄市九如二路255號10樓 (07)313-5995
大陸	香港	嘉德麗幼稚園北角校區(香港北角英皇道310號，雲華大廈1樓) 香港網站http://www.meimen.org/organizition/branches-hongkong/
美國		英文網站http://www.mymeimen.org/
加拿大		

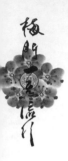

李鳳山師父 素養餐廳

【梅門食踐堂 Meimen SJT】
台北市信義區松仁路28號B2(寶麗廣場精品百貨樓下)
(02) 8729-2734
午餐到晚餐：11:00 22:00 (除夕公休)

【梅門防空洞 Meimen Garden】
台北市延平南路87號B1（中山堂對面合作金庫樓下）
(02) 2389-7788
午餐到晚餐：11:00 22:00，週五通宵 隔天6:00 （週一公休）
官網：www.garden.meimen.org

【梅門甩茶滷 Meimen Station】
台北市和平東路一段125之6號(台師大正對面)
(02) 2321-9979
早餐：6:00～9:00(周二～周五)
午餐到晚餐：11:30～21:00 (週一公休)

【梅門飲居 Meimen Tea House】
台北市麗水街38號
(02) 2321-6677
12:00～23:00 (週一公休)

【梅門新竹/台中修生館 Meimen Restaurant】
新竹市東光路192號B1 (03) 574-5874
台中市西區中美街365號 (04) 2310-3188
午/晚餐：11:30～14:00/17:30～20:00 (週日、一公休)

【梅門快穩準】
新北市淡水區新市二路三段與嵌頂二路交叉口(射箭場內)
(02)2620-3999

【梅門大義山莊】
新竹縣北埔鄉大林村二寮八鄰14號
(03)580-3663

■ 官網網址：www.meimen.org

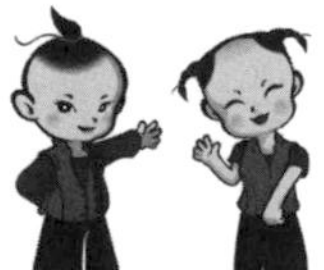

國家圖書館出版品預行編目資料

李鳳山平甩的震撼(改版)／李鳳山著.——初版.——台北市：商周出版：
家庭傳媒城邦分公司發行，2007〔民96〕
面； 公分.——（李鳳山作品集；4）

ISBN 978-986-124-876-9（平裝）

1.氣功 2.健康法

411.12 96007228

李鳳山作品集 4

李鳳山平甩的震撼（改版）

作者／李鳳山
出版企劃／梅門德藝文創股份有限公司

版權／吳亭儀、江欣瑜
行銷業務／周佑潔、賴正祐、賴玉嵐
總編輯／黃靖卉
總經理／彭之琬
事業群總經理／黃淑貞
發行人／何飛鵬
法律顧問／元禾法律事務所 王子文律師
出版／商周出版
台北市104民生東路二段141號9樓
電話：(02) 2500-7008 傳眞：(02) 2500-7759
blog：http://bwp25007008.pixnet.net/blog
E-mail：bwp.service@cite.com.tw
發行／英屬蓋曼群島商家庭傳媒股份有限公司城邦分公司
台北市中山區民生東路二段141號2樓
書虫客服服務專線：02-25007718・02-25007719
服務時間：週一至週五09:30-12:00・13:30-17:00
24小時傳眞服務：02-25001990・02-25001991
郵撥帳號：19863813 戶名：書虫股份有限公司
讀者服務信箱：service@readingclub.com.tw
城邦讀書花園：www.cite.com.tw
香港發行所／城邦（香港）出版集團有限公司
香港灣仔駱克道193號東超商業中心1樓 Email：hkcite@biznetvigator.com
電話：(852) 25086231 傳眞：(852) 25789337
馬新發行所／城邦（馬新）出版集團 Cite (M) Sdn. Bhd.
41, Jalan Radin Anum, Bandar Baru Sri Petaling,
57000 Kuala Lumpur, Malaysia.
電話：(603)990578822 傳眞：(603) 90576622 Email: cite@cite.com.my

封面設計／陳國興
打字排版／極翔企業有限公司
印刷／韋懋實業有限公司
經銷商／聯合發行股份有限公司
新北市231新店區寶橋路235巷6弄6號2樓
電話：(02) 29178022 傳眞：(02) 29110053

■2007年6月29日初版
■2023年8月 1 日二版 1.3 刷
定價340元

Printed in Taiwan

 ISBN 978-986-124-876-9 EAN 4717702112813

廣	告	回	函
北區郵政管理登記證			
台北廣字第000791號			
郵資已付，免貼郵票			

104台北市民生東路二段141號2樓

英屬蓋曼群島商家庭傳媒股份有限公司　城邦分公司

請沿虛線對摺，謝謝！

書號：BK2004X　　**書名：**李鳳山平甩的震撼（改版）　**編碼：**

請於此處用膠水黏貼

商周出版

讀者回函卡

線上版讀者回函卡

感謝您購買我們出版的書籍！請費心填寫此回函卡，我們將不定期寄上城邦集團最新的出版訊息。

姓名：________________________ 性別：□男 □女

生日：西元__________年__________月__________日

地址：________________________________

聯絡電話：________________ 傳真：________________

E-mail ：

學歷：□ 1. 小學 □ 2. 國中 □ 3. 高中 □ 4. 大學 □ 5. 研究所以上

職業：□ 1. 學生 □ 2. 軍公教 □ 3. 服務 □ 4. 金融 □ 5. 製造 □ 6. 資訊

□ 7. 傳播 □ 8. 自由業 □ 9. 農漁牧 □ 10. 家管 □ 11. 退休

□ 12. 其他________________________________

您從何種方式得知本書消息？

□ 1. 書店 □ 2. 網路 □ 3. 報紙 □ 4. 雜誌 □ 5. 廣播 □ 6. 電視

□ 7. 親友推薦 □ 8. 其他________________________

您通常以何種方式購書？

□ 1. 書店 □ 2. 網路 □ 3. 傳真訂購 □ 4. 郵局劃撥 □ 5. 其他______

您喜歡閱讀那些類別的書籍？

□ 1. 財經商業 □ 2. 自然科學 □ 3. 歷史 □ 4. 法律 □ 5. 文學

□ 6. 休閒旅遊 □ 7. 小說 □ 8. 人物傳記 □ 9. 生活、勵志 □ 10. 其他

對我們的建議：________________________________

____

____

請於此處用膠水黏貼